骨龄和长高的中医智慧

余如山 著

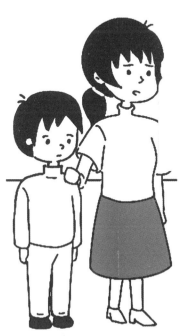

U0194302

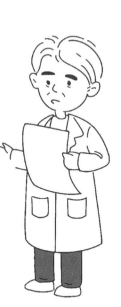

全国百佳图书出版单位

中国中医药出版社

·北 京·

图书在版编目（CIP）数据

骨龄和长高的中医智慧 / 余如山著 .—北京：中国中医药
出版社，2023.8
ISBN 978-7-5132-8075-4

Ⅰ .①骨⋯ Ⅱ .①余⋯ Ⅲ .①儿童—身高—生长发育
—基本知识 Ⅳ .① R339.31

中国国家版本馆 CIP 数据核字（2023）第 042978 号

中国中医药出版社出版

北京经济技术开发区科创十三街 31 号院二区 8 号楼
邮政编码　100176
传真　010-64405721
河北省武强县画业有限责任公司印刷
各地新华书店经销

开本 710×1000　1/16　印张 12.5　字数 186 千字
2023 年 8 月第 1 版　2023 年 8 月第 1 次印刷
书号　ISBN 978-7-5132-8075-4

定价　50.00 元
网址　www.cptcm.com

服 务 热 线　010-64405510
购 书 热 线　010-89535836
维 权 打 假　010-64405753

微信服务号　zgzyycbs
微商城网址　https：//kdt.im/LIdUGr
官方微博　http：//e.weibo.com/cptcm
天猫旗舰店网址　https：//zgzyycbs.tmall.com

序

有些孩子，父母望子成龙，他却成了"虫"，从小体弱多病，弟兄比高，不可同喻，弱不禁风。这该吃什么药？"生骨散"？有些老人，曾经站如松、行如风，现却想走不能，欲坐不成，和年轻时比，判若两人，甚至矮了几分，不是跌倒就是骨折，从未老先衰到风烛残年。这该吃什么药？"壮骨粉"？"生骨散、壮骨粉"不先说有用无用，但想先问从何而来？

人类先人无论哪个民族，生在哪里，长在何处，都几乎经历相当，先是饮血茹毛——食肉，再是植物谋生——食草。头颅越长越大，身躯越来越小。有人说"神农尝百草，始有医学"，其实神农尝百草不是为药，而是为食，是教民识五谷。五谷者，饥者食之为食物，患者食之为药物，说明药食不分，医食同源。

后来发现食物同源不同性、不同味，且相同食物又因地而异，因时而异，更有因人而变。人类发现了火，且用火改变了自己。用火改变食物，也叫烹饪，用火改变的食物确真改变了自己，比如熟食使牙齿几乎失去了咀嚼生食、草食和杂食的功能，又比如熟食创造了比其他动物更聪慧的大脑，但同时又失去了比其他动物弱化的肠脑。

再后来，有人总结"安身之本，必资于食"，有人总结"医食同源，寓医于食"。有人概论："药从食来，食具药功，药具食性。"还有人一言以蔽之曰："药补不如食补，以食代药，食药合一。"

有道是："养生者，善养者养内，不善者养外。养内者，安怡脏腑，顺调血脉，百病不作。养外者，然肌体丰盈，容色悦泽，可内蚀脏腑，形神虚败（即是药三分毒）。养内者多以食补，养外者多用药调，如能药食兼用，内外兼养，果必康健兼得。"

善医又大智者，建议离开病房，走进厨房，将食物的药性与药物的食性高度整合，且变良药苦口为良药可口。日本政府给小学生每天一瓶牛奶促进了一个民族的体格成长，我建议，中国学者不仅要向日本同行学习，而且要用中国食疗延缓老龄社会带来的老龄问题。

我们中国医学-食疗整合联盟的理事余如山先生以骨龄测评为切入点，以中医食疗为发力点撰写了《骨龄与长高的中医智慧》一书。他是骨龄测评中最懂中医食疗，又是中医食疗中最懂骨龄测评的学者。本书内容既涵盖了用饮食来调整骨的代谢，以中药健脾摄养促进儿童成长，又包括用中药滋阴降火延缓骨龄老化。这既是对人类生理上再生过程的促进，又是对病理上退化过程的延缓。他的这本书是一种大胆、有益且成功的探索，符合整合医学的理念和实践，值得大家效仿、研究及实践。

古代神农教人识五谷，当代医学教人吃五谷，天生五谷，人生五脏，五谷润五脏，异曲同工，都是为了人类繁衍和健康。

是为序。

中国工程院院士
美国国家医学科学院外籍院士
法国医学科学院外籍院士
2023 年 1 月 1 日

缘 起

我 2002 年就读于江西中医药大学，跟随陈日新老师学习热敏灸，2007 年毕业后入职于浙江体育医院学习《中国青少年儿童手腕骨成熟度及评价方法》(简称《中华 05》)。现《中华 05》已编入《中华人民共和国行业标准目录》。自 2006 年以来，国家体育总局乒羽项目管理中心在全国青少年比赛中应用《中华 05》骨龄评定标准，在青少年运动员队伍建设、整顿赛风等方面发挥了良好的作用。在毕业后的工作当中，我发现热敏灸对于小儿感冒发热效果特别好。2016 年，我创立余泽斋，用热敏灸治疗小儿感冒发热，几乎都是只用一次热敏灸，全身微微汗出，热退身静而愈，和《扁鹊心书》对于灸法"汗出而愈"的记载不谋而合。孩子感冒发热痊愈后，往往需要改善体质提高免疫力，我根据小儿"脾胃第一，阳常有余，阴常不足"的体质特点，制定了孩子一周三次热敏督脉灸、捏脊，以及每天服用健脾滋阴的食疗膏方的改善体质、提高免疫力的方案。几年下来，很多家长反馈，孩子感冒少了，体质免疫力提高了，身高也长了不少。但是，具体多长了多少身高，不清楚，只能凭感觉觉得长高不少。我突然想起在浙江体育医院学习的骨龄测评，如果给孩子做个骨龄测评前后对比，不就知道多长了多少吗？经过大量的骨龄测评前后对比的数据收集，我发现，一般通过督脉灸、捏脊、健脾滋阴膏方改善体质、提高免疫力的孩子，普遍身高一年能多长 2～3cm，随机抽取 100 个孩子的数据统计结果是一年平均多长 2.66cm。2020 年，我被聘请为中国医学 - 食疗整合联盟理事，在听完樊代明院士关于整合医学的报告后，经过进一步整合，我把骨龄测评、中医外治、中医食疗膏方，以及运动、营养、睡眠、体重管理等能够明确促进生长的各种方法整合成一个保守联合治疗方案，目前已经为全国各地，以及海外华人华侨近 20000 人提供服务。保守联合治疗方案采取的是不打针、不吃药、无任何副作用的干预方式，既能促进孩子长高，又能改善体质，提高免疫力，让孩子健健康康多长 5～10cm！2023 年，我被聘请为中国优生优育协会儿童早期发展专业委员会智库专家，为儿童早期身高发展做贡献。

余如山

2023 年 6 月

目　录

第八章　保守联合治疗方案干预案例

第九章　中医调理孩子常见健康问题

第一章

不要骨骺线闭合了才后悔

对于想长高的孩子，医生最不愿意碰到的就是骨骺线已经闭合的。对于孩子来说，这辈子都没有机会再长高；对于医生来说，虽然非常想帮孩子，但是，也只能眼睁睁地看着孩子身高定格在当前。随着社会环境变化，全球儿童普遍骨龄超前，家长一定要尽早带着孩子去测评骨龄，尽早发现问题，通过安全有效的方案干预、解决问题。

一、家长觉得孩子还能长

很多孩子的身高，都是被家长耽误的。家长出于各种原因，总是想当然地觉得孩子还能长，孩子还小，孩子晚发育，一直抱着侥幸心理，从来没有做过骨龄测评。当某天，家长发现孩子已经快一年没长身高，才带孩子去拍骨龄片，这个时候往往已经太迟了。我碰到过一个孩子，孩子六年级遗精，到了初三发现身高不长了，才想着去拍个骨龄片，结果一看骨龄片，骨骺线都几乎闭合了，孩子的具体测评结果如下：

孙某，男，2021 年 10 月 10 日就诊，身高 168cm。骨龄测评显示：年龄 15 岁，骨龄 16.1 岁，龄差 1.1 岁，预测身高 168.83cm。他剩余干预空间只有不到 1cm。

男孩子骨龄 14.5 岁之前是最佳干预期，骨龄超过 14.5 岁也可以干预，但是效果就大打折扣了。对于身高问题，一定要早测评、早发现、早干预、早治疗，骨骺线一旦闭合，花再多钱也没有用！

所以，孩子身高还能不能长，不要只是依据"家长觉得"，一定要尽早去拍个骨龄片，找专业骨龄测评医生做测评。

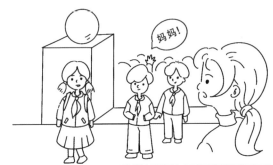

放学的时候，因为孩子矮而看不到孩子

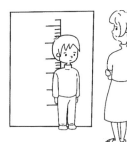

妈妈带孩子到医院拍骨龄片

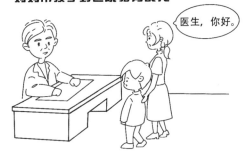

骨龄片出来以后

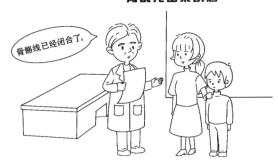

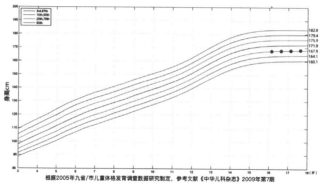

余如山医生生长发育评估
专用报告单

用户编号：　　　　　诊断时间：　　　　　诊断医生：余如山

档案信息　　　　　　　　　　　　　根据行业标准《中华05》测评分析

姓名：　　　　　　　姓别：男　　　　　出生日期：2006-10-10

身高：168cm　　　　体重：55kg　　　　拍片日期：2021-10-10

父高：173cm　　　　母高：165cm　　　期望身高：175cm

评测结果

骨龄：16.1岁　　　　年龄：15岁　　　　骨龄和年龄差：1.10年

骨龄身高：168cm；　25-50th　　年龄身高：168cm；　25-50th　　遗传身高：175.00cm；　50-75th

体重：55kg；　25-50th　　BMI：19.49；25-50th　　预测身高和遗传身高差：-6.17cm

半年预测身高：168.22cm　　剩余有效干预时间：-1.60年　　预测身高和期望身高差：-6.17cm

预测身高：168.83±1cm　25-50th

预测身高趋势图

根据2005年九省/市儿童体格发育调查数据研究制定，参考文献《中华儿科杂志》2009年第7期

纵向评估

时间	年龄	骨龄	龄差	身高(cm)	骨龄年长速(cm)	预测身高(半年)	预测身高(成年)
21-10-10	15	16.1	1.10	168	0	168.22	168.83

结果只体现拍片时生长发育情况，仅供临床参考。骨龄和预测身高受生长发育情况影响会有波动，建议半年复查一次骨龄，做好骨龄和身高纵向监测。

二、老人说晚长

经常听见宝妈和我讲："孩子奶奶说没事，爸爸也晚长，到高中才发育。"所谓晚长，指的是孩子骨龄落后的情况，是不是真的晚长，只要拍个骨龄片，做个专业的骨龄测评就可以知道，完全可以通过科学的骨龄测评来提前知道是真晚长还是假晚长。

我碰到过一个病人，家里条件还算蛮好，小时候就吃了很多人参、冬虫夏草、紫河车等滋补品，到了初二身高 167cm 就没长过了。家里奶奶一直说："不用担心，我儿子也是晚长，到高中还长了 10cm！"但孩子到了高中的时候，

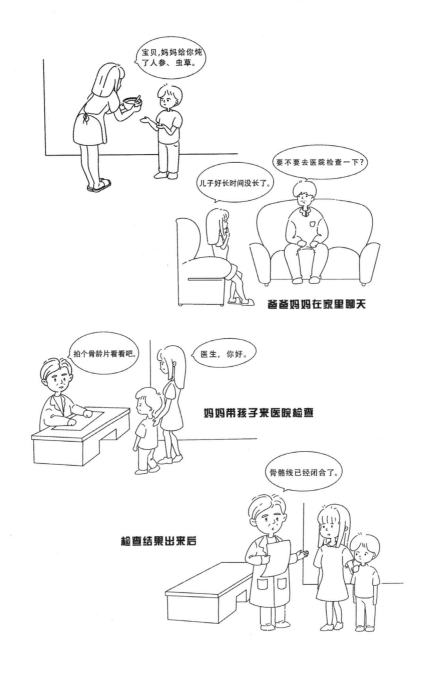

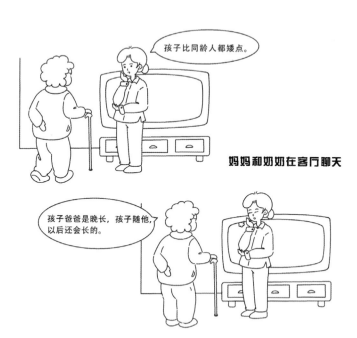

妈妈和奶奶在客厅聊天

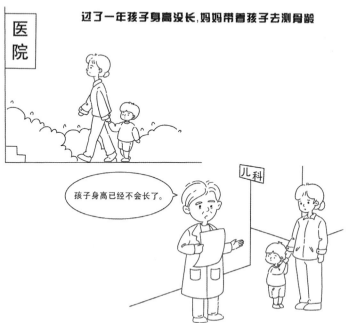

过了一年孩子身高没长,妈妈带着孩子去测骨龄

余如山医生生长发育评估
专用报告单

用户编号：　　　　　　诊断时间：　　　　　　　　诊断医生：余如山

档案信息　　　　　　　　　　　　　　根据行业标准《中华05》测评分析

姓名：　　　　　　性别：男　　　　　　出生日期：2005-09-07

身高：167cm　　　　体重：47kg　　　　拍片日期：2021-10-16

父高：175cm　　　　母高：163cm　　　　期望身高：175cm

评测结果

骨龄：16.2岁　　　　　　年龄：16.1岁　　　　　　骨龄和年龄差：0.10年

骨龄身高：167cm；　10-25th　　年龄身高：167cm；　10-25th　　遗传身高：175.00cm；　50-75th

体重：47kg；3rd-10th　　　　BMI：16.85；3rd　　　　预测身高和遗传身高差：-7.43cm

半年预测身高：167.17cm　　剩余有效干预时间：-1.70年　　预测身高和期望身高差：-7.43cm

预测身高：167.57±1cm　　10-25th

预测身高趋势图

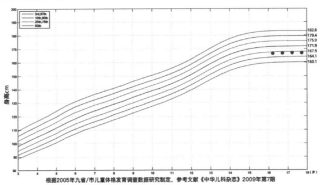

根据2005年九省/市儿童体格发育调查数据研究制定，参考文献《中华儿科杂志》2009年第7期

纵向评估

时间	年龄	骨龄	龄差	身高(cm)	骨龄年长速(cm)	预测身高(半年)	预测身高(成年)
21-10-16	16.1	16.2	0.10	167	0	167.17	167.57

结果只体现拍片时生长发育情况，仅供临床参考。骨龄和预测身高受生长发育情况影响会有波动，建议半年复查一次骨龄，做好骨龄和身高纵向监测。

身高基本没变，家长开始担心，带着孩子来做了个骨龄测评，结果如下：

应某，男，2021年10月16日就诊，身高167cm。骨龄测评显示：年龄16.1岁，骨龄16.2岁，龄差0.1岁，预测身高167.57cm。

这个孩子已经错过了最佳干预时间，其实挺可惜的，遗传身高能到175cm，但是现在身高最多也就167.57cm了，预测出来的结果也仅仅只能多长0.57cm。无论是打针，还是保守联合治疗方案都已经没有意义了。

三、家长高孩子不一定高

很多自身身高高的家长，特别容易犯这个错误：觉得父母身高都很高，孩子身高一定没问题。未必！孩子的身高 60% 来自父母遗传，40% 在于后天努力，只要从小重视，从小干预，从小做好身高体重纵向监测，通过保守联合治疗方案干预，比遗传身高多长 5 ～ 10cm 都不是梦想。我经常碰到爸爸

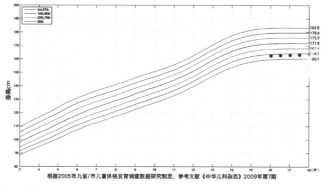

余如山医生生长发育评估
专用报告单

用户编号：　　　　　　　　诊断时间：　　　　　　　　诊断医生：余如山

档案信息　　　　　　　　　　　　　　根据行业标准《中华05》测评分析

姓名：　　　　　　　姓别：男　　　　　　　出生日期：2006-09-07
身高：163cm　　　　体重：53kg　　　　　　拍片日期：2021-10-16
父高：178cm　　　　母高：160cm　　　　　期望身高：180cm

评测结果

骨龄：16岁　　　　　年龄：15.1岁　　　　　骨龄和年龄差：0.90年
骨龄身高：163cm；3rd-10th　　年龄身高：163cm；10-25th　　遗传身高：175.00cm；50-75th
体重：53kg；25-50th　　BMI：19.95；50-75th　　预测身高和遗传身高差：-11.33cm
半年预测身高：163.25cm　　剩余有效干预时间：-1.50年　　预测身高和期望身高差：-16.33cm
预测身高：163.67±1cm　3rd-10th

预测身高趋势图

根据2005年九省/市儿童体格发育调查数据研究制定，参考文献《中华儿科杂志》2009年第7期

纵向评估

时间	年龄	骨龄	龄差	身高(cm)	骨龄年长速(cm)	预测身高(半年)	预测身高(成年)
21-10-16	15.1	16	0.90	163	0	163.25	163.67

结果只体现拍片时生长发育情况，仅供临床参考。骨龄和预测身高受生长发育情况影响会有波动，建议半年复查一次骨龄，做好骨龄和身高纵向监测。

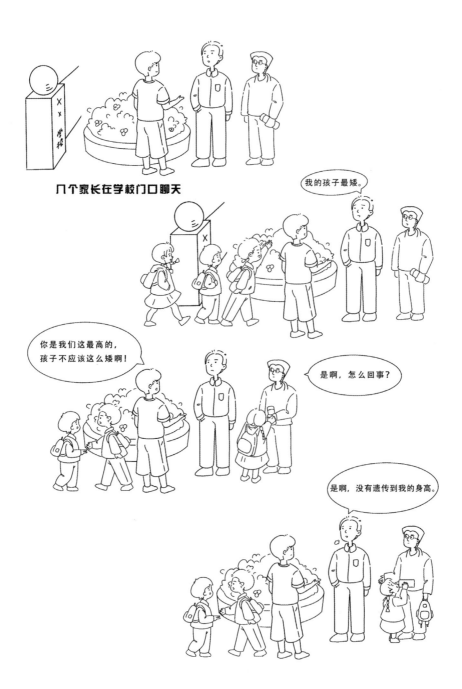

180cm，妈妈170cm，女儿预测身高只有150cm，儿子预测身高只有160cm的情况，所以，还是要早测评，早干预。

我诊断过的一个男孩子，他的爸爸179cm，妈妈159cm，但是他的身高却定格在了163cm！不是父母身高高，孩子就一定高，身高取决于先天因素跟后天因素，孩子的具体测评结果如下：

洪某，男，2021年10月16日就诊，身高163cm。骨龄测评显示：年龄15.1岁，骨龄16岁，龄差0.9岁，预测身高163.67cm。

孩子现在年龄15.1岁，骨龄16岁，基本上没什么长高的空间了。先天因素是父母给的，后天因素是可以人为干预的，不要因为先天因素有优势就不注重后天！

四、等青春突增期追不上再干预

这同样是很多家长都在犯的错误，很多家长总是觉得孩子现在矮没关系，青春突增期一年长10cm或15cm自然会追上。我们先看看青春突增期是在什么时候？

一般女孩子骨龄10～11岁，男孩子骨龄12～13岁，这个时候距离女孩子骨龄12.5岁，男孩子骨龄14.5岁就剩1～2年时间，女孩子骨龄12.5岁以后，男孩子骨龄14.5岁以后，可干预的空间是非常小的，所以，等青春突增期后，发现身高追不上，再来进行干预，往往都已经来不及了。

我接诊的一个女孩子，家长认为孩子在青春突增期一定会猛长，结果等孩子到了家长认为青春突增期的年龄，发现孩子并没有如想象中一年长十多厘米才去拍骨龄片，结果一看骨龄，已经11.5岁了，只剩下1年有效干预时间，孩子身高140cm，通过保守联合治疗方案最多只能多长3～5cm，最多只能长到153～155cm。如果提前2年拍骨龄片，做测评，开始干预，这个孩子的身高追到160cm以上是基本没问题的。

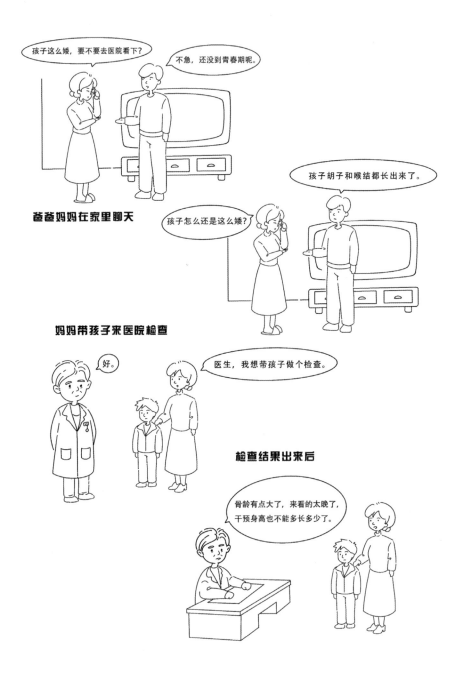

第二章

身高的重要性

身高的重要性不言而喻，从孩子比升学到比考试、就业、恋爱、结婚，身高都扮演着非常重要的角色。帮助孩子达到一个理想的身高，是家长给孩子最好的礼物！多长的身高是伴随孩子一辈子的，小时候多努力一把，收获的是一辈子的身高。

一、升学考试文体专业对身高的要求

很多特殊职业的升学考试都是高标准、严要求的。比如公安院校，男孩子身高170cm是硬性条件，身高达不到170cm，参加考试的机会都没有。再比如武警部队里面的特种部队，哪个身高不是要求180cm以上。再比如三军仪仗队，男兵身高要求185cm以上，女兵身高要求173cm以上。

说完升学考试再说文体专业，篮球、排球对身高的要求大家都知道，210cm身高的球员相对190cm身高的球员有绝对的优势，让郭艾伦防易建联肯定是防不住的。走艺术类专业的也有要求，舞蹈专业对身高的要求普遍都是男孩子170cm以上，女孩子160cm以上。譬如：中央民族大学舞蹈表演专业要求男生不低于175cm，女生不低于170cm；首都师范大学舞蹈专业要求男生不低于170cm，女生不低于160cm。

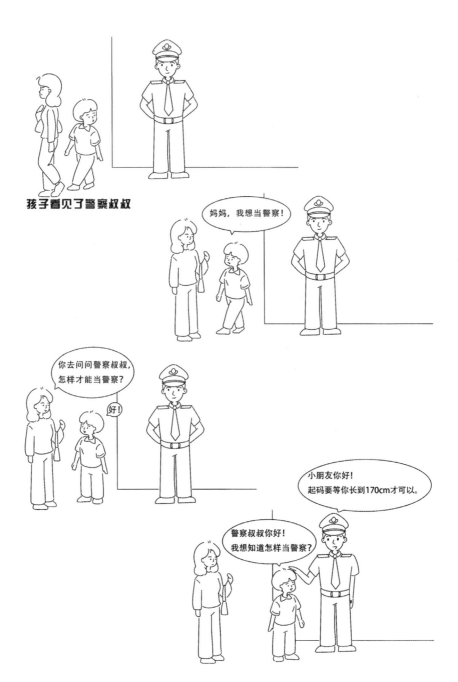

二、身高在恋爱婚姻中的优势

随着社会的进步，经济的发展，大家生活水平的提高，身高在恋爱婚

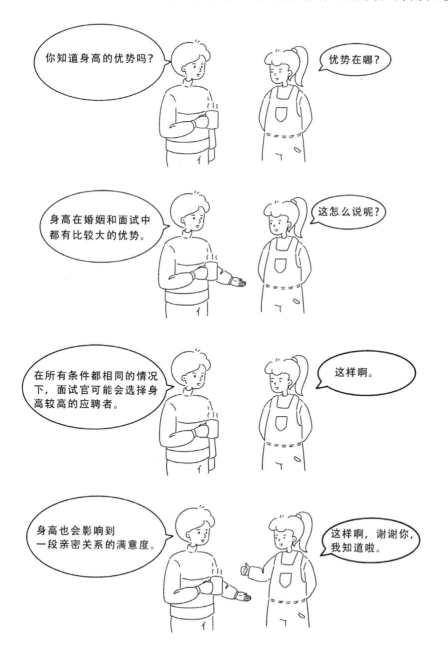

姻中也开始扮演越来越重要的角色。从恋爱的角度来说，170cm的男孩子对180cm的男孩子的劣势是很难用其他方式来弥补的，对女孩子来说，高就意味着帅。从婚姻角度来说，家长挑女婿或者儿媳妇，身高也是一个重要的选择标准，不光是看现在，还要考虑将来孙子、孙女的身高问题。

三、身高在面试就业时的加分

虽然很多工作对身高没什么要求，但是，一旦面试的人多了，岗位竞争非常激烈的时候，身高肯定会被考官作为一个参考条件。在考官有的选的情况下，身高和颜值一定会给面试者加分。

四、多长的身高是一辈子的优势

身高是硬性条件，身高管理值不值？答案是肯定的！对于条件允许的家庭来说，是非常值得的。为什么？因为身高管理有个时间限制，一旦骨骺线闭合，就再也没有任何办法让身体再长高了。所以，在骨骺线闭合前进行干预，身高多长的部分，是伴随孩子一辈子的！努力几年，就能获得伴随孩子一辈子的理想身高，并可能在孩子以后升学、就业、相亲、结婚中建立优势，大家觉得值不值？

第三章

被各种原因耽误的身高

门诊几乎每天都会碰到很多因为各种原因耽误孩子身高的情况，最常见的有：

1. 家长想当然，觉得父母高孩子一定高。

2. 非专业的骨龄测评耽误了最佳干预时间。

3. 对保守联合治疗方案不了解，认为除了打针就没有办法了。

一、家长的想当然

这类家长很多，特别是父母身高都很高，比如爸爸 180cm，妈妈 170cm，大部分情况孩子确实继承了优秀基因，身高没问题，但是，还是有不少家长高的孩子，预测身高却很低的，比如下面这个案例：

一个女孩子爸爸 183cm，妈妈 168cm，结果骨龄超前，预测身高才 145cm。

一般来说，孩子身高，先天基因占 60%，后天占 40%，所以，身高问题，父母基因很重要，后天努力也很重要，一般从小选择保守联合治疗方案干预，比预测身高或者遗传身高多长 5 ～ 10cm，问题都不是很大。

还有一个案例：父亲身高 180cm，母亲 171cm，孩子竟然只有 168cm。

尹某，男，2022 年 2 月 4 日就诊，身高 167.5cm。骨龄测评显示：年龄 16.9 岁，骨龄 17.1 岁，龄差 0.2 岁，预测身高 167.75cm。

这个孩子遗传身高有 181.5cm，而现在的预测身高却只有 167.75cm，真的很可惜，差了十多厘米，还能长 1cm 不到。这个孩子已经过了干预时间了，跟之前的那几位孩子一样，怎么干预都已经没有意义了。这个孩子先天的条件真的挺好的，如果早点重视起来长到 180cm 是没有问题的。

一定要尽早进行骨龄测评，找体育系统的医生！不要等没办法了、时间过去了才去，那样就真的来不及了。测评结果不理想一定要尽早干预。身高是陪伴孩子一生的，影响也是很大的。

最好不要通过手术的方法让孩子增高，让孩子遭罪，能不打针就不打针，以健康的方式让孩子长高才是最好的。

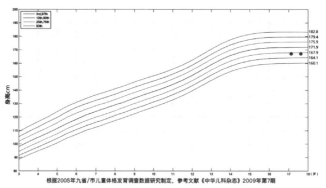

余如山医生生长发育评估
专用报告单

| 用户编号：202212147532 | 诊断时间：2023-05-17 10:06:16 | 诊断医生：余如山 |

根据行业标准《中华05》测评分析

档案信息

姓名：测试	姓别：男	出生日期：2005-03-15
身高：167.5cm;	体重：87.5kg	拍片日期：2022-02-04
父高：180cm	母高：171cm	期望身高：185cm

评测结果

骨龄：17.1岁	年龄：16.9岁	骨龄和年龄差：0.20年
骨龄身高：167.5cm; 10-25th	年龄身高：167.5cm; 10-25th	遗传身高：181.50cm; 90-97th
体重：87.5kg; 97th	BMI：31.19; 97th	预测身高和遗传身高差：-13.75cm
半年预测身高：167.63cm	剩余有效干预时间：-2.60年	预测身高和期望身高差：-17.25cm
预测身高：167.75±1cm 10-25th		

预测身高趋势图

根据2005年九省/市儿童体格发育调查数据研究制定，参考文献《中华儿科杂志》2009年第7期

纵向评估

时间	年龄	骨龄	龄差	身高(cm)	骨龄年长速(cm)	预测身高(半年)	预测身高(成年)
22-2-4	16.9	17.1	0.20	167.5	0	167.63	167.75

结果只体现拍片时生长发育情况，仅供临床参考。骨龄和预测身高受生长发育情况影响会有波动，建议半年复查一次骨龄，做好骨龄和身高纵向监测。

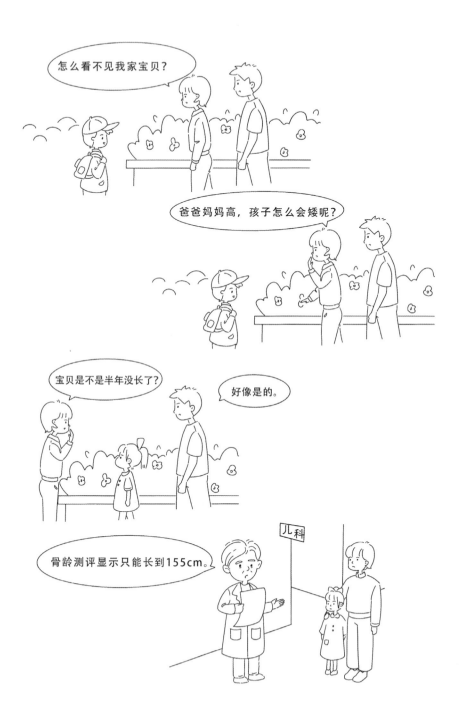

二、骨龄测评误差导致错过最佳干预时间

骨龄测评误差是一个非常常见的问题，目前非体育系统医生测评的骨龄，大部分采用 TW3 图谱法。TW3 是国外白种人的标准，《中华 05》才是中国孩子自己的标准。白种人和黄种人是有种族差异的，一般来说，TW3 会造成"小的偏小，大的偏大"的问题。具体讲就是：假设骨龄和年龄同步的孩子，在 8 岁左右测评骨龄，结果可能只有 6～7 岁，预测身高很好，结果过了几年，11 岁左右再测评，结果可能有 12～13 岁了。小的偏小会耽误最佳干预时间，大的偏大可能会导致被误打抑制针、生长激素。比如，我碰到的一个小男孩，他在三家儿童医院测评骨龄都是 4 岁，我们用《中华 05》计分法测评，结果发现骨龄已经 8.1 岁了，误差达到惊人的 4.1 岁！

这种测评体系的不同，是一个历史遗留问题。骨龄测评是国外先研究的，国内一开始也是照搬国外的标准，但是实际使用当中发现白种人和黄种人的生长曲线有明显的种族差异，所以后来张绍岩教授团队在 TW3 的基础上，结合中国孩子的生长特点，制定了符合中国孩子自己的骨龄测评标准《中华 05》，这也是国家行业标准。因此，中国孩子骨龄测评一定要使用《中华 05》骨龄测评标准。骨龄测评最早是运用在运动员选材上面，运动员对骨龄和预测身高的要求非常高，这就决定了体育系统医生的骨龄测评准确度非常高。比如，国家体育总局认证的骨龄审核专家，要求骨龄测评误差＜ 0.1 岁，预测身高误差＜ 0.5cm。

来看这个案例，2 年前测评时，孩子骨龄偏小 2 年，家长不担心。现在测评，偏大 1 年，但是还有机会！

龚某，女，2021 年 7 月 15 日就诊，身高 137.5cm。骨龄测评显示：年龄 10.3 岁，骨龄 11.4 岁，龄差 1.1 岁，预测身高 149.21cm。

为什么会造成这样的结果？因为测评标准不同，跨度太大！现在医院采用《中华 05》进行骨龄测评的都不多，更何况 2 年前了。

医院门诊采用的 TW3 图谱法，确实可以进行骨龄测评，但是其结果并不精确，而且门诊每天接诊的病人很多，不会用《中华 05》很仔细地剖析骨龄，

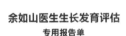

余如山医生生长发育评估
专用报告单

用户编号：	诊断时间：	诊断医生：余如山

档案信息

根据行业标准《中华05》测评分析

姓名：	姓别：女	出生日期：2011-03-29
身高：137.5cm	体重：33.2kg	拍片日期：2021-07-15
父高：174cm	母高：154cm	期望身高：165cm

评测结果

骨龄：11.4岁	年龄：10.3岁	骨龄和年龄差：1.10年
骨龄身高：137.5cm; 3rd-10th	年龄身高：137.5cm; 10-25th	遗传身高：158.00cm; 25-50th
体重：33.2kg;50-75th	BMI：17.56; 75-90th	预测身高和遗传身高差：-8.79cm
半年预测身高：140.26cm	剩余有效干预时间：1.10年	预测身高和期望身高差：-15.79cm
预测身高：149.21±3cm　3rd		

预测身高趋势图

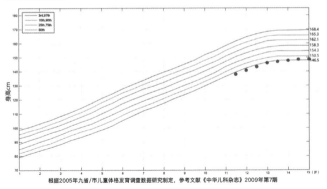

根据2005年九省/市儿童体格发育调查数据研究制定，参考文献《中华儿科杂志》2009年第7期

纵向评估

时间	年龄	骨龄	龄差	身高(cm)	骨龄年长速(cm)	预测身高(半年)	预测身高(成年)
21-7-15	10.3	11.4	1.10	137.5	0	140.26	149.21

　　结果只体现拍片时生长发育情况，仅供临床参考。骨龄和预测身高受生长发育情况影响会有波动，建议半年复查一次骨龄，做好骨龄和身高纵向监测。

这就会导致误差偏大。现如今用《中华05》测评显示骨龄偏大1年，预测身高149.21cm，连150cm都不到。

　　错误的测评方法耽误了最佳的干预时间。现在再进行干预，要比之前付出的努力更多，无论是经济上还是精力上。

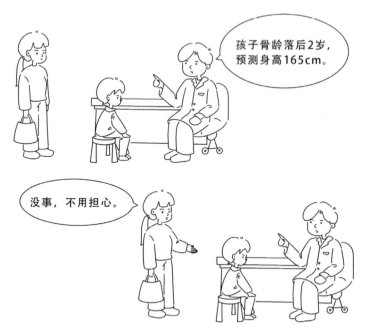

一年后,妈妈找专业医生用《中华05》积分法测评骨龄

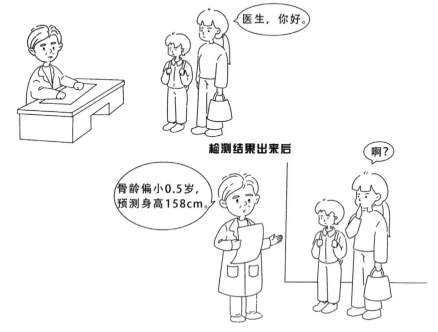

三、对保守联合治疗方案的不了解

很多家长，在带孩子看生长发育门诊的时候，几乎都认为看生长发育就是打针，打抑制针或者生长激素。当然，抑制针、生长激素是一种治疗方式，看西医生长发育或内分泌科医生，除了打针，确实也没什么办法。但是，西医没有办法，并不代表中医也没有办法，中医有更多的办法来帮助孩子健健康康地多长5～10cm，比如滋阴降火延缓骨龄的中药、健脾促进吸收促生长的中药、食疗膏方、生长贴、清火贴、督脉灸、捏脊、脚底反射区按摩等。

不管中医还是西医，促生长的思路都是一样的：

1. 让骨龄长慢点。

2. 让身高长快点。

西医怎么办？

抑制针让骨龄长慢点，生长激素让身高长快点。

中医呢？

滋阴降火中药、食疗膏方、清火贴、祛湿减肥让骨龄长慢点，健脾促进吸收的中药、食疗膏方、生长贴、督脉灸、捏脊、脚底反射区按摩让身高长快点。

对比抑制针、生长激素的费用高、副作用多，中医为主的保守联合治疗方案，具有副作用少、费用低、效果明确、能改善体质提高免疫力、家长易于接受的优势。

一般中医为主的保守联合治疗方案干预下来，平均一年能多长2～3cm。

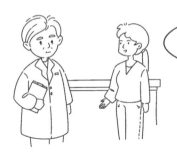

上次贴了生长贴，增加了孩子的营养补充，长了好多。

继续坚持，骨骺线闭合之前还能干预。

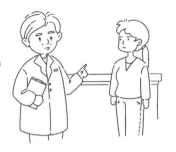

一些按摩手法对孩子的身高有帮助吗？

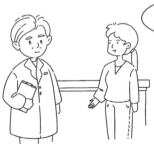

督脉灸、捏脊、脚底反射区按摩都对孩子身高有促进作用，平时多做做。

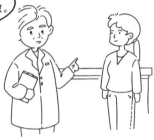

第四章

专业骨龄测评精准预测身高的重要性

骨龄测评最早被运用在运动员选材上，不同的体育项目对身高的要求不一样，比如举重运动员不能太高，篮球、排球运动员越高越好。在运动员的梯队建设中，预测身高变得非常重要，运动员的选拔竞争非常激烈，一个名额，可能有几百几千个竞争者，而顶尖运动员的培养又需要一个过程，所以在对身高有要求的体育项目里，在运动员年龄还小的时候，骨龄测评精准预测身高就是决定一个运动员职业生涯的关键。比如 10 个运动员在技术水平、球商、目前身高等都一样的情况下，只有一个名额，教练一定会看骨龄测评医生的报告，选择预测身高最合适的那个运动员。

一、专业骨龄测评是身高管理的前提

身高管理，和普通就诊一样，最关键的是一个准确的诊断，中医可以通过望闻问切四诊合参，西医可以借助各种仪器设备。测骨龄呢？需要专业骨龄测评医生对 13 个骨化中心一一判读等级，然后根据对应分值得出骨龄，再根据一系列计算公式和修正参数得到预测身高。有了预测身高，就可以根据孩子的期望身高和预测身高差及剩余有效干预时间来制定专业的干预方案。一般来说，有打针和保守联合治疗方案两条路。

如果骨龄测评出现较大误差，就会导致医生给出错误的干预方案。比如我们前面提到的 TW3 图谱法容易出现的"小的偏小，大的偏大"的问题。小的偏小会导致需要及时干预的孩子，因为测评误差而耽误了最佳干预时间。大的偏大会导致不需要打针的孩子，因为测评误差而被误打抑制针、生长激素，多花钱不说，还可能有副作用。

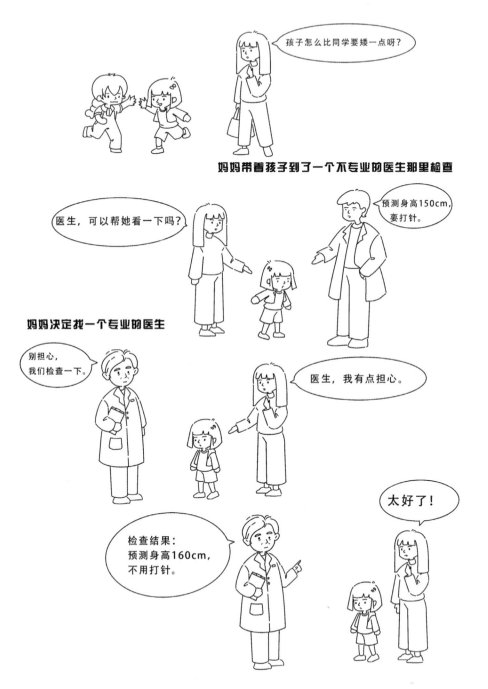

余如山医生生长发育评估
专用报告单

用户编号： 诊断时间： 诊断医生：余如山

根据行业标准《中华05》测评分析

档案信息

姓名： 姓别：女 出生日期：2013-07-29

身高：126.8cm 体重：25kg 拍片日期：2021-06-15

父高：172cm 母高：154cm 期望身高：165cm

评测结果

骨龄：7.9岁 年龄：7.9岁 骨龄和年龄差：0.00年

骨龄身高：126.8cm；25-50th 年龄身高：126.8cm；25-50th 遗传身高：157.00cm； 25th

体重：25kg；50-75th BMI：15.55；50-75th 预测身高和遗传身高差：1.82cm

半年预测身高：130.01cm 剩余有效干预时间：4.60年 预测身高和期望身高差：-6.18cm

预测身高：158.82±3cm 25-50th

预测身高趋势图

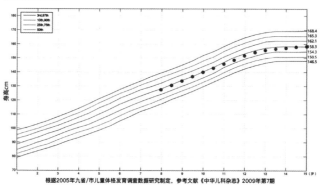

根据2005年九省/市儿童体格发育调查数据研究制定，参考文献《中华儿科杂志》2009年第7期

纵向评估

时间	年龄	骨龄	龄差	身高(cm)	骨龄年长速(cm)	预测身高(半年)	预测身高(成年)
21-6-15	7.9	7.9	0.00	126.8	0	130.01	158.82

结果只体现拍片时生长发育情况，仅供临床参考。骨龄和预测身高受生长发育情况影响会有波动，建议半年复查一次骨龄，做好骨龄和身高纵向监测。

所以，对于孩子的身高管理问题，有一个专业骨龄测评结果是非常重要的，大家要认准《中华05》计分法。

我碰到过一个孩子，去当地三甲医院检查，遗传身高157cm，检查结果显示骨龄超前，建议打抑制针。

余某，女，2021 年 6 月 15 日就诊，身高 126.8cm。骨龄测评显示：年龄 7.9 岁，骨龄 7.9 岁，龄差 0 岁，预测身高 158.82cm。

这个孩子预测身高有 158.82cm，稍加干预孩子就能达到 160cm，而且孩子现在年纪还小，剩下的干预时间还特别多。

如果孩子因为身高问题去医院检查，检查出来并没有得到明确结果，是不需要打针的，只有小部分需要打针。你关注的是孩子的身高，那么就要找专业医生进行专业的骨龄测评，得出精确的结果，如年龄、骨龄、遗传身高、半年预测身高、预测身高，等等。

打针需谨慎，有必要就去，没必要也不要花冤枉钱，还让孩子遭罪。

二、根据骨龄测评结果制定综合干预方案

有了专业医生根据骨龄测评行业标准《中华 05》测评得出的骨龄和预测身高后，我们就可以有针对性地制定综合干预方案：

1. 原则是能保守联合治疗方案干预，就不打针。

2. 骨龄偏大（女孩子骨龄 10 岁以上，男孩子骨龄 12 岁以上），预测身高和期望身高差偏大（差距 5～10cm），一般建议保守联合治疗方案结合打针。

3. 骨龄偏小（女孩子骨龄 9 岁以内，男孩子骨龄 11 岁以内），预测身高和期望身高差偏小（差距 3～8cm），一般建议先保守联合治疗方案干预。

4. 处在临界骨龄的，可以先保守联合治疗方案干预 3～6 个月，骨龄复查对比，预测身高提高 1～1.5cm 的，就继续保守联合治疗方案干预，保守联合治疗方案干预效果不理想的结合打针。

5. 女孩子骨龄 12.5 岁以上，男孩子骨龄 14.5 岁以上，一般不建议打针了。打针性价比太低，多长空间也很小。一般就采取性价比比较高的保守联合治疗方案干预，能多长多少算多少。

6. 身高问题，尽量早测评、早发现、早干预。目前，在全球孩子骨龄普遍超前的情况下，一般建议女孩子 6 岁前，男孩子 8 岁前，一定要做个骨龄测评，看看骨龄和预测身高是否能达到家长的预期。

三、如何看懂医生的专业骨龄测评报告

一个专业骨龄测评医生的报告单上，会有很多数据化的结果，我们一一来看这些都代表什么意思。

1. 骨龄 就是孩子的生物学年龄，反映了孩子的真实年龄。

2. 年龄 是周岁，就是家长眼里这个孩子几周岁了。

3. 骨龄和年龄差 骨龄和年龄一般很少同步，要么提前，要么落后。总体来说，骨龄落后比提前要稍微好点，因为有效干预时间多一点，当然最终要看预测身高。

4. 骨龄身高百分位 身高在同骨龄的 100 个孩子里面能排到什么位置。

5. 年龄身高百分位 身高在同年龄的 100 个孩子里面能排到什么位置。

6. 遗传身高 （父亲身高 + 母亲身高）/2，男孩子（+6），女孩子（-6）。遗传身高是父母给的身高，是指孩子一般正常长能长到这个身高。

7. 体重百分位 孩子体重要控制在 45th ～ 50th。太低体瘦，脾虚吸收不好，身高长不好；太高肥胖，骨龄容易超前造成身高受损。

8. BMI 百分位 对体重百分位的补充。龄差大的孩子、身高体重不匹配的孩子除了看体重百分位，还要看下 BMI 百分位。

9. 预测身高和遗传身高差 主要看孩子本身长得怎么样。预测身高高于遗传身高，说明对孩子自己来说已经长得很好了。

10. 半年预测身高 指孩子在不干预自然长的情况下，半年后能长到的身高，用来初对比干预效果。时间默认是半年后，骨龄也是长半年。专业的衡量干预效果还是要看骨龄测评前后对比，看预测身高是否提高。

11. 剩余有效干预时间 这个很重要，孩子需要打针还是保守联合治疗方案干预，关键取决于有效干预时间够不够。女孩子（12.5- 当前骨龄）的时间，男孩子（14.5- 当前骨龄）的时间，叫有效干预时间。

12. 预测身高 预测身高是指根据孩子骨龄和身高匹配情况，在孩子生活、饮食、睡眠、体重等不变的情况下，孩子将来的成年身高。

13. 期望身高 期望身高和遗传身高不一样，期望身高是指家长和孩子希

望将来能达到的理想身高，一般都高于遗传身高，男孩子都希望 175cm 以上，女孩子都希望 165cm 以上。期望身高是家长和孩子希望通过后天努力达到的理想身高，这个也是决定打针还是保守联合治疗方案干预的关键。结合剩余有效干预时间，保守联合治疗方案干预多长的身高可以超过预测身高和期望身高差的，就可以保守联合治疗方案干预，反之就需要结合打针。

14. 纵向评估　是指孩子骨龄测评 2 次后，当前骨龄和预测身高和上一次的骨龄和预测身高做对比，是衡量干预是否有效的金标准！只有当前预测身高比上一次预测身高提高了，才能说明干预有效。

四、保守联合治疗方案的解读

保守联合治疗方案，指的是通过运动、营养、睡眠、体重管理，中医外治和中药食疗膏方内服等方式，不打针不吃药，让孩子达到期望身高的综合干预方案。保守联合治疗方案的优点是副作用少，在促生长的同时，还可以改善体质提高免疫力。具体主要分三块，见表 4-1。

表 4-1　保守联合干预方案

占比	项目		备注	周一	周二	周三	周四	周五	周六	周日
20%	运动	跳绳	每天 1000～2000 下，每次分 5 组，每组 3 分钟，每分钟 110～130 下							
		单杠悬垂	每天 5 分钟，每次分 5 组，每组 20 秒，每组间隔休息 1 分钟							
		摸高	全力起跳摸高。每天 20 分钟，每次分 5 组，每次摸高 20 下，每组间隔休息 1 分钟							
	饮食		吃好三餐，不挑食，荤素搭配，选择乳制品、坚果、水果加餐							
			鸡蛋、苹果、牛奶							
			不吃过多高热量、高脂肪、高糖分的食物，控制好体重							
			不吃含有抗生素、激素残留的家禽和水产品							
			不吃反季节蔬菜水果							
			不吃人参、冬虫夏草、紫车河、蜂王浆等会引起性早熟的滋补品							
	睡眠		21：30 入睡							

续表

占比	项目			备注	周一	周二	周三	周四	周五	周六	周日
40%	延缓骨龄	体重管理		让孩子的体重控制在正常范围内，参考0～18岁儿童青少年身高、体重和百分表							
		中医外治	清火贴	1周3次，每次3～5小时，取太溪、涌泉穴为主							
		食疗	棋精膏	每天2～3次，每次15克，饭前口服或者温水冲服							
40%	促生长	中医外治	督脉灸	1周3次，每次45分钟，以皮肤潮红或者微微出汗为度							
			推拿	捏脊	1周3次，每次15～20遍，以皮肤微红为度						
				足底反射区推拿	垂体、甲状腺						
			生长贴	1周3次，每次3～5小时，取督脉的大椎、身柱、至阳、中枢、命门穴为主							
		食疗	小儿茯脾膏	每天2～3次，每次15克，饭前口服或者温水冲服							
			γ–氨基丁酸复合压片糖果	7岁以下、7～13岁、13岁以上分别按每天1粒、2粒、3粒服用							

1. 运动、饮食、睡眠管理

（1）运动需要垂直纵向跳跃类运动，比如跳绳、摸高、单杠悬垂，每天运动总量20分钟以上。

（2）营养一般保证饮食均衡即可，各种微量元素和维生素食补可以参考附图，不缺就不要额外补。

（3）孩子需要21：30之前上床睡觉。

2. 延缓骨龄

（1）体重一定要控制好，一般控制在45th～50th。因为体重超了，体脂就高，体脂高了激素水平就高，激素水平高了会造成骨龄超前，骨龄超前大概率会使身高受损。

（2）中药食疗膏方内服：中医对于骨龄超前性早熟的辨证共识是阴虚火旺和痰湿瘀堵。痰湿瘀堵可以通过健脾祛湿，控制体重，使用健脾类的参苓白术散、小儿茯脾膏等；阴虚火旺可以使用滋阴降火延缓骨龄的中药、中成药或者食疗膏方，比如六味地黄丸、椹精膏、大补阴丸。

（3）中医外治：中医外治可以使用清火贴，按揉太溪穴、涌泉穴等滋阴降火的穴位，以达到延缓骨龄的目的。

3.促生长

（1）中药和食疗膏方内服：中医促生长主要通过健脾，促进脾的吸收运化功能，让孩子摄入食物后的吸收转化率提高来促生长，比如参苓白术散、小儿茯脾膏。

（2）中医外治：可以通过生长贴、捏脊、督脉灸、脚底反射区按摩来促生长。古时候，我国就有灸身柱穴促生长的记载。近代研究发现，刺激督脉的灸法及捏脊和生长贴效果更好。

（3）γ-氨基丁酸：γ-氨基丁酸是一种新型食品，其主要作用是助睡眠和促进生长激素分泌。浙江体育医院余绍森院长曾进行了相关研究并发表过论文，明确γ-氨基丁酸可以促生长。

一般通过保守联合治疗方案干预，平均一年可以多长 2～3cm，只要孩子剩余有效干预时间足够，保守联合治疗方案一条条认认真真去落实，通过保守联合治疗方案干预，都可以比预测身高或者遗传身高多长 5～10cm。

五、衡量身高管理疗效的金标准

身高管理，不管打针还是保守联合治疗方案干预，到底有没有效果？这是所有家长最关心的问题，效果怎么来衡量？

这里讲一个概念：骨龄测评纵向监测对比。要知道干预后，到底有没有效果，就要先给出孩子在不干预情况下的预测身高，干预半年后，要复查骨龄，对比看骨龄长了多少，预测身高提高了，还是降低了，还是不变。预测身高提高了就说明干预有效果；预测身高不变，就说明干预没有效果；预测身高反而降低的，就需要进一步检查，看看有没有一些特殊原因导致预测身高降低。

再科普一个概念：多长。

很多非专业的身高管理机构，采用一些干预方案，干预 1 年后，说孩子长了 15cm，效果非常好，这是不专业的说法，因为不知道孩子本身这 1 年会长多少。先不说原来预测身高多少、复查后预测身高多少，就说这一年长 15cm 就一定是长得好吗？不一定，因为不知道骨龄长了多少岁。如果骨龄只长了 1 年，那确实长得好，但是，如果一年时间骨龄长了 3 年呢？平均一个骨龄年才长 5cm，就长得不好了。

　　因此，身高管理的效果，一定要看前后骨龄测评对比，看预测身高有没有提高，预测身高比上一次测评多长的部分，才是干预的效果。这也是衡量身高管理是否有效的金标准！不管打针还是保守联合治疗方案，都可以通过骨龄测评前后对比来看效果，看预测身高提高了多少，比上次预测身高多长的部分，才是干预的效果。

第五章

中医促生长的优势

中医促生长的优势，当然和中医的"简便验廉"一脉相承。中医促生长主要是在中医理论指导下，通过中医外治和中药、食疗膏方内服来帮助孩子增高。特别是食疗膏方，具有安全、副作用少、口感好、浓度高、适合孩子长期坚持服用的优点，促生长同时，还可以改善体质提高免疫力。督脉灸、捏脊、脚底反射区按摩、生长贴、清火贴等外治更是简单方便，无任何副作用。孩子身高管理是一个长期过程，一般需要 2～3 年。对于孩子来说，口感好、无痛、副作用少的干预方案才是最佳选择。

一、中医外治促生长

中医外治促生长，主要有生长贴、督脉灸、捏脊、脚底反射区按摩等，生长贴作用是健脾促进吸收，督脉灸、捏脊刺激督脉促进生长激素分泌，脚底反射区按摩垂体和甲状腺，可以促进生长激素分泌。

1.生长贴　生长贴一般选取督脉上的大椎穴、身柱穴、至阳穴、中枢穴、足三里穴、中脘穴等，具有健脾、促进吸收、促进生长激素分泌的作用。一般 1 周 3 次，每次贴 2～3 小时。

2.督脉灸　古代有灸身柱穴促生长的记载。现代研究表明，灸督脉效果更好。督脉是阳脉之海，通髓海，灸督脉可以促进生长激素分泌。一般 1 周 3 次，每次灸 10～15 分钟，或者以热敏灸"消敏"为标准。

3.捏脊　捏脊也是重点刺激督脉，道理和灸督脉一样，可以促进生长激素分泌；同时还可以捏脊柱旁边的膀胱经，膀胱经上分布背俞穴，可以调节五脏六腑，五脏六腑功能好了，身体自然好，自然长得高。一般 1 周 3 次，睡前操作，每次捏 10 ～ 20 遍，至皮肤微红为度。

4.脚底反射区按摩　脚底大脚趾有个垂体反射区，前脚掌内侧有个甲状腺反射区。这两个反射区都和生长激素有关。睡前按摩这两个反射区，可以很好促进生长激素分泌。一般 1 周 3 次，每次双脚各按摩 3 ～ 5 分钟。

这些都是家里宝妈就可以给孩子做的中医外治法，简单、方便、可靠，促生长的同时还可以改善体质，提高免疫力，增进亲子关系，一举多得！

二、中医食疗膏方促生长

中医促生长的食疗膏方是指选取既是中药，又是食品的原料，比如山药、山楂、陈皮、茯苓、砂仁、大枣等，通过古法熬制，做成口感好、易吸收的膏方。这些药物既有食品的安全、美味，又有中药的健脾消食开胃的效果，最适合孩子服用。此外，膏方兼顾口感和疗效，有利于孩子长期坚持服用，促生长的同时，还能改善体质，提高免疫力！

三、中医食疗膏方滋阴降火延缓骨龄

中医对于骨龄超前性早熟的辨证共识是阴虚火旺，所以，延缓骨龄的治疗原则就是滋阴降火。中医滋阴降火延缓骨龄的食疗膏方，是指选取既是中药又是食品的原料。比如黑桑椹、黄精、玉竹、百合等，通过古法熬制，做成口感好、易吸收的膏方。这些膏方，既有食品的安全、美味，又有中药的滋阴降火、延缓骨龄的效果，最适合孩子服用，兼顾口感和疗效，有利于孩子长期坚持服用，延缓骨龄的同时，还能改善便秘、盗汗、上火等阴虚症状，提高机体免疫力。

第六章

打针那些事

打针一般指打抑制针和生长激素。这些针剂有严格的使用标准。比如有消化道肿瘤、糖尿病等家族史者不能打生长激素；生长激素缺乏才给打，不缺打了也没用。一般在保守联合治疗方案干预效果不佳的情况下才考虑打针，如果打针也无效，就只能认命了。

一、抑制针和生长激素也并非洪水猛兽

一般身高管理的原则是能保守联合治疗干预就不打针，但是，对于少数骨龄确实偏大，有效干预时间紧张，预测身高偏低很多的孩子就要考虑打针了。比如一个女孩子，骨龄 10.5 岁，预测身高 142cm，剩余有效干预时间是 2 年，保守联合治疗方案干预最多多长 5 ～ 7cm，干预后有希望到 147 ～ 149cm，而孩子家长的期望身高是 152cm，那就只能考虑打生长激素。当然，打针需要先做全套检查，符合打针条件的才会给打，医生首先也要考虑孩子的身体健康。只要在正规医疗机构，在专业骨龄测评预测身高的前提下，在专业医生的指导下，打抑制针和生长激素也是一种选择，只不过对比保守联合治疗方案，存在费用高、副作用大等缺点。但其优点是简单有效，比如周效水剂，1 周打一针，一般 1 年多长 3 ～ 5cm。

二、什么情况下需要打抑制针？

抑制针，顾名思义，可以抑制骨龄生长，但是只是抑制，不是停止。比如打抑制针 1 年，骨龄可能只长半年，但是身高也会被抑制，所以，一般抑

制针都是配合生长激素一起打。当孩子骨龄超前比较多，预测身高和期望身高有差距的时候，可以考虑打抑制针。打抑制针，需要注意有个"点火"效应，一般至少打半年，不能随便停，不然可能骨龄反而跑得更快，就如汽车刚点火启动，油耗会比较高。打抑制针比较适合的一种情况是家长担心孩子月经提前到来，影响孩子学习生活，对身高要求不高。这种情况下，打抑制针可以让月经延后，从而避免在孩子太小时，出现月经初潮带来的生理和心理问题。

三、生长激素什么时候打？

生长激素一般分三种：日效粉剂，日效水剂，周效水剂。生长激素和保守联合治疗方案的费用、效果大致如下。

日效粉剂：一年 3 万左右，一年多长 2cm 左右。

日效水剂：一年 6 万左右，一年多长 2 ～ 3cm。

周效水剂：一年 23 万左右，一年多长 3 ～ 5cm。

保守联合治疗方案：一年 3 万左右，一年多长 2 ～ 3cm。

一般打生长激素要注意以下几点。

1. 专业骨龄测评发现预测身高低于期望身高比较多，保守联合治疗方案干预很难追上。

2. 明确生长激素缺乏，如果生长激素不缺，打了也没用。

3. 要符合打生长激素的要求，全套体检都没有问题的情况下，才能打。

如果考虑好要打生长激素的话，要趁早，因为打生长激素干预也需要时间，骨龄偏大，女孩子骨龄 12.5 岁以上，男孩子骨龄 14.5 岁以上，效果也不理想。而且，打针剂量和年龄体重相关，越小越省钱。比如这个孩子：

周某，女，2021 年 11 月 11 日就诊，身高 129.8cm。骨龄测评显示：年龄 9 岁，骨龄 9.9 岁，龄差 0.9 岁，预测身高 147.87cm。

女孩子，年龄 9 岁，测评结果显示骨龄 9.9 岁，属于骨龄超前！矮小且骨龄超前导致的结果是最严重的，预测身高只有 147.87cm！跟遗传身高 156cm 相差 8.63cm，而且剩余的干预时间也不多了，还剩 2.6 年。家长的期望身高

余如山医生生长发育评估
专用报告单

| 用户编号： | 诊断时间： | 诊断医生：余如山 |

档案信息

根据行业标准《中华05》测评分析

姓名：	姓别：女	出生日期：2012-11-11
身高：129.8cm	体重：24.6kg	拍片日期：2021-11-11
父高：175cm	母高：156cm	期望身高：165cm

评测结果

骨龄：9.9岁	年龄：9岁	骨龄和年龄差：0.90年
骨龄身高：129.8cm；3rd-10th	年龄身高：129.8cm；10-25th	遗传身高：159.50cm；25-50th
体重：24.6kg；10-25th	BMI：14.6；10-25th	预测身高和遗传身高差：-11.63cm
半年预测身高：132.61cm	剩余有效干预时间：2.60年	预测身高和期望身高差：-17.13cm
预测身高：147.87±3cm　　3rd		

预测身高趋势图

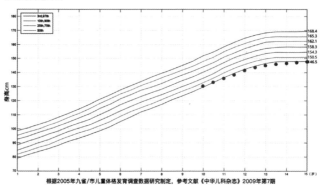

根据2005年九省/市儿童体格发育调查数据研究制定，参考文献《中华儿科杂志》2009年第7期

纵向评估

时间	年龄	骨龄	龄差	身高(cm)	骨龄年长速(cm)	预测身高(半年)	预测身高(成年)
21-11-11	9	9.9	0.90	129.8	0	132.61	147.87

　　结果只体现拍片时生长发育情况，仅供临床参考。骨龄和预测身高受生长发育情况影响会有波动，建议半年复查一次骨龄，做好骨龄和身高纵向监测。

是 160cm，如果单靠保守联合治疗方案是不可能达到 160cm 的身高的，这个时候就可以尝试一下使用生长激素。

四、什么时候"双打"？

双打是指抑制针联合生长激素一起使用，简单地讲，就是当孩子骨龄偏大，预测身高和期望身高差距大，通过保守联合治疗方案干预，效果不佳，

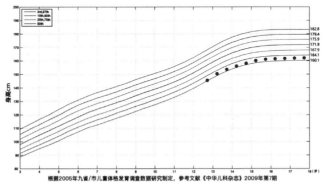

余如山医生生长发育评估
专用报告单

| 用户编号： | 诊断时间： | 诊断医生：余如山 |

根据行业标准《中华05》测评分析

档案信息

姓名：	姓别：男	出生日期：2012-03-22
身高：146cm	体重：48kg	拍片日期：2021-11-27
父高：174cm	母高：151cm	期望身高：172cm

评测结果

骨龄：12.7岁	年龄：9.7岁	骨龄和年龄差：3.00年
骨龄身高：146cm；　3rd-10th	年龄身高：146cm；　75-90th	遗传身高：168.50cm；　10-25th
体重：48kg；　90-97th	BMI：22.52；97th	预测身高和遗传身高差：-5.86cm
半年预测身高：150.86cm	剩余有效干预时间：1.80年	预测身高和期望身高差：-9.36cm
预测身高：162.64±3cm　3rd-10th

预测身高趋势图

根据2005年九省/市儿童体格发育调查数据研究制定，参考文献《中华儿科杂志》2009年第7期

纵向评估

时间	年龄	骨龄	龄差	身高(cm)	骨龄年长速(cm)	预测身高(半年)	预测身高(成年)
21-11-27	9.7	12.7	3.00	146	0	150.86	162.64

结果只体现拍片时生长发育情况，仅供临床参考。骨龄和预测身高受生长发育情况影响会有波动，建议半年复查一次骨龄，做好骨龄和身高纵向监测。

或者有效干预时间非常紧张，只能所有办法一起上，抑制针和生长激素一起打，还要结合保守联合治疗方案一起干预，说白了，就是最后掏家底的治疗方案。如果双打结合保守联合治疗方案干预都不能达到孩子的期望身高，那就没有办法了。

比如这个孩子：

张某，男，2021 年 11 月 27 日就诊，身高 146cm。骨龄测评显示：年龄 9.7 岁，骨龄 12.7 岁，龄差 3 岁，预测身高 162.64cm。

这么大的龄差在我接诊的病例中是极其少见的，超前太严重了。这个男孩子的预测身高只有 162.64cm。现在男孩子的平均身高都是 172cm 往上的，整整差了 10cm。

这个孩子还有 1.8 年的干预时间，这 1.8 年的时间单打生长激素或者是用保守治疗都到达不了期望身高 172cm。这个时候就只能尝试抑制针和生长激素双打看能不能使孩子达到期望身高了。

五、抑制针的副作用

抑制针可以抑制下丘脑 - 垂体 - 性腺轴中下丘脑的功能，一般配合生长激素使用，为生长激素促生长提供更多的有效干预时间。抑制针的副作用一般有以下几种。

1. 阴道出血　药物注射几天内，可能出现雌激素一过性升高，表现为女孩子阴道出血。

2. 过敏　注射部位可能出现红肿、瘙痒等。

3. 肥胖　因为抑制了性激素的分泌，雌激素的减少会导致儿童肥胖。

4. 发育停滞　抑制针可以延缓骨龄，但是，一般身高增长也会变慢，总体来说身高长速稍微快过骨龄，可以通过骨龄测评前后对比来看。

六、生长激素的副作用

生长激素的使用是有严格要求的。只有生长激素缺乏，才可以用，如果生长激素不缺乏，打了也没有效果。生长激素的副作用如下。

1. 使用的第一个疗程容易出现头疼、恶心、肥胖等。

2. 局部可能出现红肿、瘙痒、结节。

3. 生长过快可能出现骨质疏松，如股骨疼痛，可以补充维生素 D 及多晒太阳，还可能出现甲减。

4. 打完生长激素可能会出现胰岛素抵抗，从而导致血糖升高。

5. 生长激素滥用还可能导致内分泌紊乱、脊柱侧弯、股骨头滑脱等风险。

第七章

骨龄测评身高管理常见问题答疑

　　我接诊了近万个全国各地以及国外的患者，发现很多家长其实对骨龄测评身高管理知识非常缺乏。他们对骨龄片是什么，怎么拍都不知道，更不要说很多专业知识及测评体系不一样带来的误差了。下面我会根据广大家长平时就诊时提出的常见问题，给大家做一个全面的科普。图 7-1 为标准的骨龄片，一般拍左手正位 X 线片，左撇子改为右手。图 7-2 中的骨骺空间反映了骨龄大小。

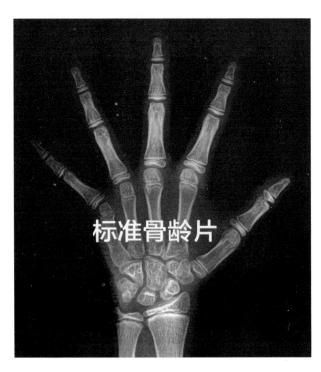

图 7-1　标准骨龄片

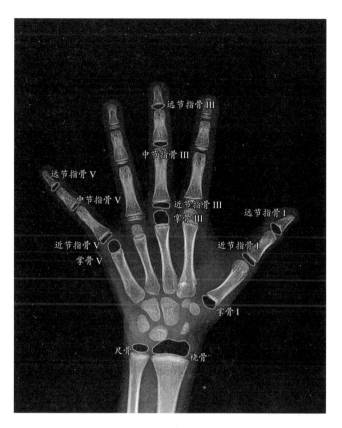

图 7-2　骨骼空间

一、如何区别乳房是真性发育还是假性发育?

根据中国孩子骨龄和乳房发育对应的数据，中国女孩子一般骨龄 9 ～ 9.5 岁时乳房开始发育，也就是说一个女孩子，如果骨龄大于 9.5 岁，出现乳房发育，属于正常，是真性发育，就不用管了，管也没有用，消不下去的。女孩子到了青春期，乳房发育是非常正常的事情。反之，如果骨龄小于 9 岁，乳房发育并出现结块一般是假性发育，按照中医辨证属于肝肾阴虚、肝郁气滞，可以服用逍遥丸等，3 周左右就会消掉。

骨龄和乳房发育的对应关系可以给临床医生一个非常重要的参考。不然如果一个女孩子乳房发育，医生就盲目用药，不仅效果不好，还会带来额外的用药负担。

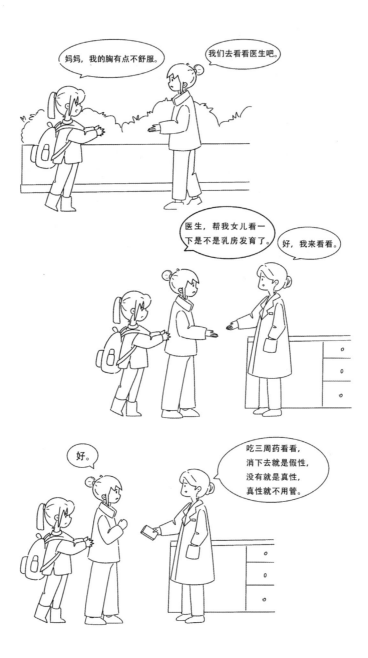

二、月经初潮后到底还能再长高多少?

这是一个存在争议的话题，家长带孩子去咨询内分泌科医生，一般医生都会答复："月经初潮后，身高剩余不足 5cm。"但是，如果家长问体育系统的医生，医生会答复："默认骨龄 11.5 ～ 12 岁来月经，月经初潮后，剩余身高还有 8 ～ 10cm。"

为什么是 8 ～ 10cm？这是和骨龄对应的。如果孩子骨龄 11.5 岁来月经，

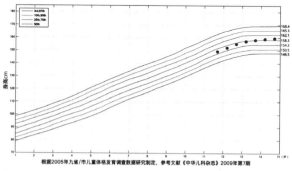

余如山医生生长发育评估
专用报告单

用户编号：	诊断时间：	诊断医生：余如山

档案信息 　　　　　　　　　　根据行业标准《中华05》测评分析

姓名：	姓别：女	出生日期：2011-10-31
身高：149cm	体重：40kg	拍片日期：2021-07-15
父高：172cm	母高：158cm	期望身高：165cm

评测结果

骨龄：11.6岁	年龄：9.7岁	骨龄和年龄差：1.90年
骨龄身高：149cm；25-50th	年龄身高：149cm；90-97th	遗传身高：159.00cm；25-50th
体重：40kg；90-97th	BMI：18.02；75-90th	预测身高和遗传身高差：1.37cm
半年预测身高：151.87cm	剩余有效干预时间：0.90年	预测身高和期望身高差：-4.63cm
预测身高：160.37±3cm　25-50th		

预测身高趋势图

根据2005年九省/市儿童体格发育调查数据研究制定，参考文献《中华儿科杂志》2009年第7期

纵向评估

时间	年龄	骨龄	龄差	身高(cm)	骨龄年长速(cm)	预测身高(半年)	预测身高(成年)
21-7-15	9.7	11.6	1.90	149	0	151.87	160.37

结果只体现拍片时生长发育情况，仅供临床参考。骨龄和预测身高受生长发育情况影响会有波动，建议半年复查一次骨龄，做好骨龄和身高纵向监测。

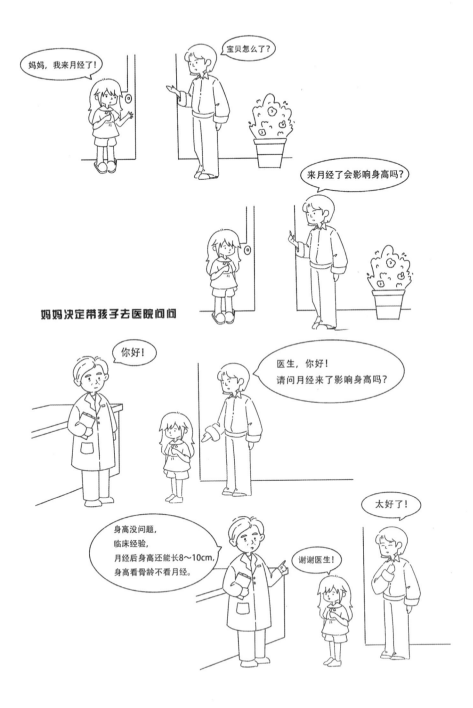

则剩余身高还有 10cm，如果骨龄 12 岁来月经，则剩余身高还有 8cm，依次类推，如果骨龄 14 岁来月经，孩子的剩余身高就不足 2cm 了。如果骨龄 10.5 岁来月经，那么孩子的剩余身高就还有 16cm。看个案例：某运动员来月经时 160cm，成年身高却长到了 173cm，月经初潮后足足长了 13cm，那么倒推回去，她来月经的骨龄大概是 11 岁。

所以，身高看骨龄，不是看月经，拿月经来说，只是方便家长理解，真正和身高对应的是骨龄，月经和骨龄不是一一对应的。预测身高是通过骨龄来预测的，而不是通过月经来预测的。

来看这个孩子。陆某，女，2021 年 7 月 15 日就诊，身高 149cm。骨龄测评显示：年龄 9.7 岁，骨龄 11.6 岁，龄差 1.9 岁，预测身高 160.37cm。家长说孩子 7 月 12 日来的月经，担心孩子长不高就带着孩子来找我。可以看到，孩子来月经时的身高是 149cm，而预测身高是 160.37cm，即使不去干预，孩子依旧还能长 11.37cm。但遗憾的是，有的孩子等来了月经再来干预身高还是太晚了。以这个孩子来说，0.9 年的干预时间不可能让孩子达到期望身高 165cm。

三、性早熟和晚发育

性早熟，是指女孩子 8 岁前，男孩子 9 岁前出现第二性征。男孩、女孩均会出现身高和体重过快增长。女孩具体表现为乳房发育，阴毛、腋毛出现，月经来潮等；男孩表现为睾丸容积增大，阴茎增长、增粗，胡须、阴毛出现等。从骨龄来讲，性早熟孩子的测评结果会显示骨龄比实际年龄大。但是 99% 的家长更关注的是孩子身高会不会受损，一般大家理解的性早熟就等于身高受损。其实不一定，这要看骨龄超前多少，实际身高是否能够匹配实际的骨龄，也就是预测身高是否达到家长预期，只要预测身高满足孩子和家长的期望身高，就没有问题。比如说一个 10 岁的女孩子，孩子期望身高是 162cm，骨龄测评显示骨龄 12 岁，但是预测身高有 165cm，那就没问题，无非月经初潮可能会提早来。

晚发育，按照我们骨龄测评医生的理解，是指骨龄落后，但是预测身高

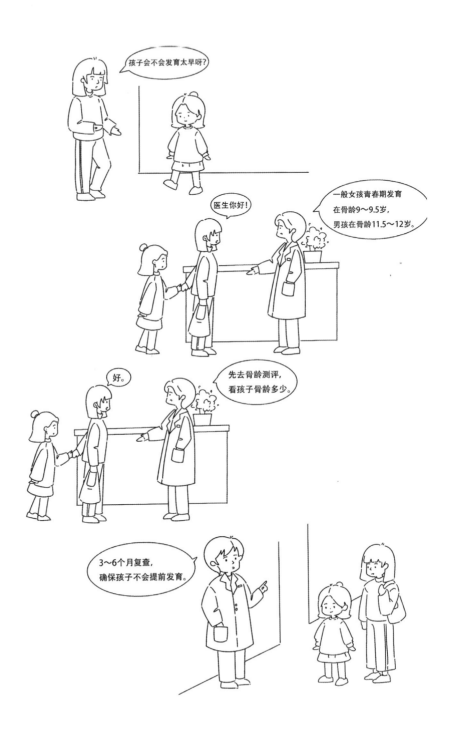

可以达到期望身高，身高不受损。如何知道孩子身高将来能不能长到期望身高？需要一个专业的骨龄测评。很多家长想当然地认为："孩子现在矮没关系，他爸爸也是晚发育，将来会长上来的！"这是不太负责任的，也有很多孩子骨龄落后，预测身高受损，不能达到遗传身高或者家长的期望身高。所以，判断孩子是否真的属于身高不受损的"晚发育"，一定要找专业医生做个骨龄测评。

四、孩子青春期特征和骨龄的大致对应关系

青春期时，女孩子乳房发育、月经初潮，男孩变声、长喉结等。这些特征和骨龄大致的对应关系见图 7-3。关键词是"大致"，大致就是大约、大概，是比较模糊的表述。为什么说大致？因为青春期特征和骨龄的对应关系，不是非常精准的一一对应关系，和身高更不是一一对应的。比如女孩子来月经，体育系统医生的数据是骨龄 11.5 ～ 12 岁来月经，内分泌科医生认为骨龄 13 岁左右来月经，但实际情况是有的孩子骨龄 10 岁时就来月经了，有的孩子骨龄 14 岁才来月经，所以只能说大致对应，身高还是要看骨龄，而且是要看桡骨、尺骨、掌骨骨龄，不能看腕骨骨龄。腕骨骨龄和激素水平关系更密切，如果看腕骨骨龄，很容易造成"小的偏小，大的偏大"的误差。因为腕骨在孩子小的时候，发育比桡、尺、掌骨晚，当孩子年龄大，进入青春期后，在激素水平的作用下，又会比桡、尺、掌骨发育快。

总地来说，一般男孩子骨龄 11.5 岁，女孩子骨龄 9.5 岁进入青春期，这时就会陆续开始出现乳房发育、月经初潮、变声等青春期特征，但是，不同个体对应的骨龄跨度比较大。我们只能说出现青春期特征，普遍代表骨龄偏大了，有效干预时间往往都非常少了，但身高还是要看骨龄，不能看青春期发育特征。青春期特征和骨龄对应的时间跨度太大，只有根据骨龄测评结果计算出来的身高，才能够精确预测孩子将来的成年身高。

我建议所有家长，骨龄片早拍，测评早做，一定要预留足够有效的干预时间，女孩子 6 岁前，男孩子 8 岁前，一定要做个骨龄测评，而且记得找专业医生做专业测评，认准骨龄测评行业标准《中华 05》。

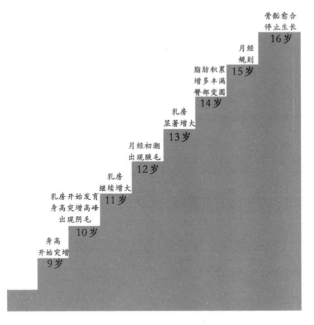

a. 女孩青春期特征和骨龄对应关系

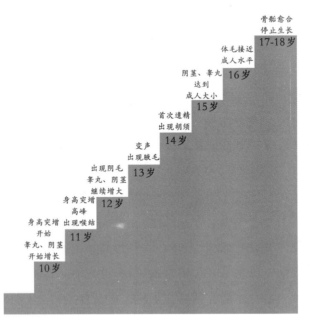

b. 男孩青春期特征和骨龄对应关系

图7-3　青春期特征与年龄大致对应关系

五、骨龄测评预测身高科学吗？

骨龄测评预测身高科学吗？答案是肯定的。因为骨龄测评预测身高最早运用在运动员选材上。对身高有要求的项目，差1cm可能就会淘汰一大批优秀运动员。此外，对小运动员的培养，也是需要提前预测孩子身高的，不然培养了几年，发现身高跟不上，就会浪费国家宝贵的资源。

想要知道骨龄测评预测身高准不准，举几个运动员的骨龄测评预测身高和最终身高，大家自然就明白骨龄测评预测身高准不准了！

叶某：

2008年，12岁6个月，身高160。

预测：173.5。

最终身高：173。

傅某：

2008年，12岁3个月。

预测：176.9。

最终身高：177。

体校的骨龄测评专家都会给每一个进体校的小运动员做个骨龄测评，并签字存档。国家体育总局认证的骨龄审核专家做的骨龄测评预测身高，要求骨龄测评误差要小于0.1岁，预测身高误差小于0.5cm。你还觉得骨龄测评预测身高不准吗？

另外，青少年犯罪司法鉴定里对于18岁年龄的推测，也是需要通过骨龄测评来判定孩子是否已经到了18岁的法律责任年龄。张绍岩教授的中国青少年大样本研究显示：桡骨骨化达到骨骺线不可见等级，年龄至少在18岁的概率，男孩子为99%，女孩子为95.1%。骨龄是没办法造假的。

这两个使用骨龄测评的领域都是非常严肃的。所以，骨龄测评的科学性，是不容置疑的！

六、什么样的运动长高最快?

说到促生长,家长们都知道运动可以改善体质、提高免疫力、促生长,那么所有运动都可以促生长吗?

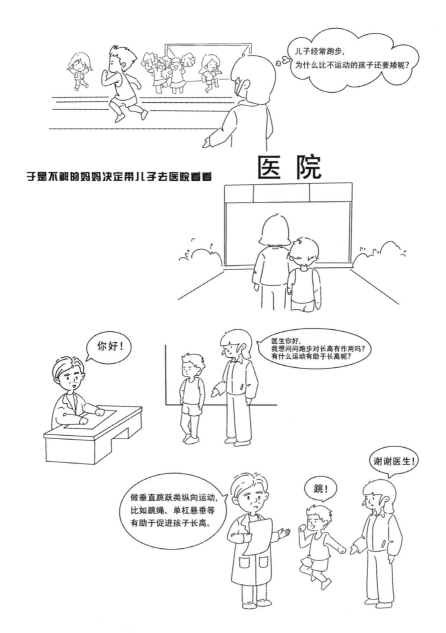

不是的!

运动促生长,首选垂直纵向跳跃类运动,比如跳绳、摸高、单杠悬垂,每天运动总量保持在 20 分钟以上,其他的如慢跑等横向运动作用不大。为了能让孩子长期坚持,家长可以在纵向跳跃类运动中增加花样变化。比如摸高,可以改为波比跳、前后跳、左右跳、开合跳等,此外,可以借助一些简单的器材,比如锥桶、圈圈、绳梯等,增加孩子锻炼的兴趣。

最常见的三个促生长运动如下:

1. 跳绳　每天 1000 ~ 2000 次,每次分 5 组,每组 3 分钟,每分钟 110 ~ 130 次。

2. 单杠悬垂　每天 1 次,分 5 组,每组 20 秒,每组间隔休息 1 分钟。

3. 摸高　全力起跳摸高,每天 1 次,每次分 5 组,每次摸高 20 次,每次间隔休息 1 分钟。

七、微量元素和维生素怎么补?

说到维生素和微量元素,很多家长都有点矫枉过正,都恨不得把微量元素和维生素都补一遍,但是,维生素和微量元素真的是缺什么补什么吗? 理论上没问题,但实际效果可不一定。

我们补充维生素和微量元素正确的方式是先做个检查,缺就专门补,不缺就食补!

大部分维生素和微量元素食物中都有,食补的优势是既容易吸收又省钱。

具体含微量元素和维生素高的食物如下:

钙:牛奶、豆制品、海带、虾皮、黑木耳、发菜等。

碘:海带、海鱼、紫菜、虾、贝壳。

铁:动物内脏、动物全血、禽畜肉类、鱼类。

锌:贝壳类海产品、红色肉类、动物内脏。

维生素 A:动物肝脏、牛奶、蛋黄、有色蔬菜。

B 族维生素:粮谷类、坚果、鲜豆、瘦肉、动物内脏、发酵制品。

维生素 C:新鲜蔬菜、水果、鲜枣。

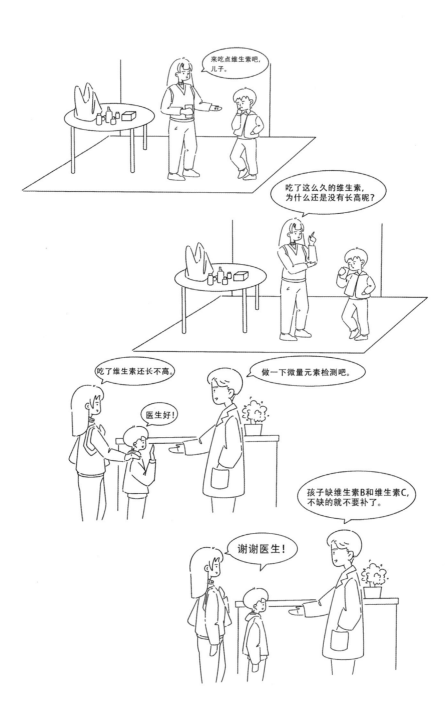

八、γ- 氨基丁酸新型食品的作用

γ- 氨基丁酸新型食品，主要作用是助睡眠和促进生长激素分泌，一般在睡前服用，可以有效帮助孩子改善睡眠。人体生长激素分泌高峰期在22：00，所以21：30睡前吃γ- 氨基丁酸新型食品，可以很好地促进生长激素分泌。有条件的家长，可以让孩子早上07：30以后起床，因为生长激素分泌的另一个高峰期是早上07：00。γ- 氨基丁酸新型食品有压片糖果、冲剂、水剂。总体来说，水剂吸收更好。选择这类产品要看孩子喜好，喜欢吃糖果就选择压片糖果，喜欢冲剂、水剂，就选择冲剂、水剂。浙江体育医院余绍淼院长发表的论文证明γ- 氨基丁酸新型食品可以很好地促生长。

九、为什么大部分医院只在春季贴生长贴?

目前大部分医院只在春季贴生长贴，平时没有，是平时不能贴吗？不是！是因为春季是生长高峰期。世界卫生组织数据显示，春季的生长速度是其他季节的2.5倍，所以大部分医院选择在春季贴，贴完一个月孩子长2cm，家长也开心。其实长高2cm不是生长贴的功劳，孩子本身在春季可能一个月就要长1.8cm，贴生长贴可以帮助孩子多长0.2cm左右。中医理疗也有春生、夏长、秋收、冬藏的说法，所以，以后大家要记牢，生长贴不是只能春季贴，一年四季都可以贴，可以1周贴3次，每次贴2～3小时。身高管理都是需要从很多细节入手去抓，每一个多长0.1cm的机会都要去努力，综合下来，才能达到孩子期望的身高。

十、骨龄和年龄的区别

很多家长是不知道骨龄和年龄的区别的。对于医生来说，一般讲数据都是指骨龄；对于家长来说，都是讲年龄。所以，医生和家长很多地方会对不上号。骨龄是评价青少年儿童生物年龄的主要方法，在临床医学、法医学和运动

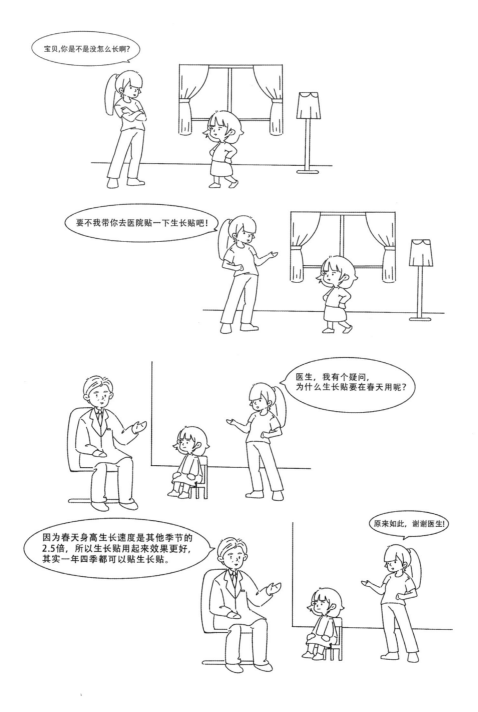

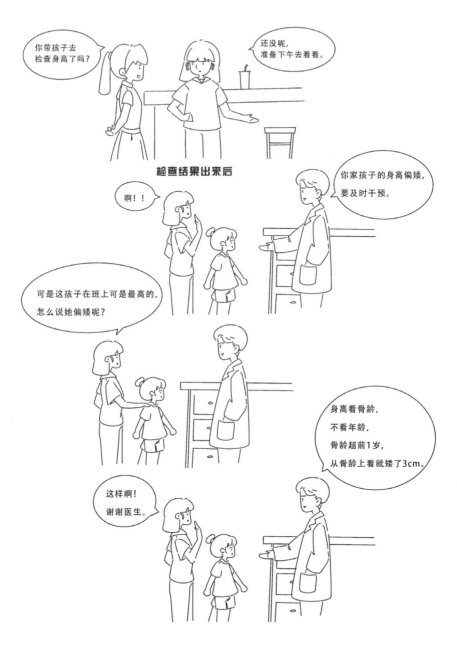

医学等领域中有广泛的用途。比如一个 10 岁的男孩子，身高 145cm，表面看很好，高同龄人半个头，但是，骨龄测评发现已经 12 岁了，家长眼里 10 岁的孩子，在医生眼里已经 12 岁了。12 岁骨龄对应的平均身高是 151.9cm，所以，真实情况是这个孩子身高矮同龄人大半个头。这就是年龄和骨龄的区别。身高

一定要看骨龄，包括一年长多少才算长得好？同样要看骨龄。因为有可能一年时间，孩子已经长了 2 年骨龄，也可能只长了半年骨龄。

十一、遗传身高如何计算？

中国孩子的遗传身高，大家记住两个公式：

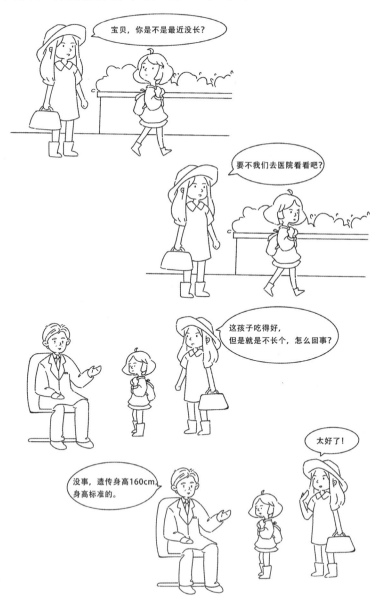

$$男孩子遗传身高 = \frac{父亲身高 + 母亲身高}{2} + 6$$

$$女孩子遗传身高 = \frac{父亲身高 + 母亲身高}{2} - 6$$

比如一个男孩子，爸爸身高 180cm，妈妈身高 160cm，那么他的遗传身高就是：

$$\frac{180+160}{2} + 6 = 176cm。$$

遗传身高更多是一个参考，只能说明正常情况下，父母给你的身高，但是孩子的终身身高还是需要看后天努力的情况，先天遗传只占 60%，后天努力占 40%。

十二、遗传身高和期望身高的区别

遗传身高，我们知道是父母给的，是无法改变的，但是，遗传身高只是一个参考，孩子成年身高里遗传只占 60%，后天努力占 40%，有很大的空间。期望身高是指孩子及家长期望将来能长到的成年身高，这个概念很重要，很大程度上决定了治疗方案的有效实行。比如一个男孩子遗传身高是 165cm，预测身高是 166cm，要不要治疗？一般来说，男孩子 170cm 总要的，所以要治疗。但是，如果家长和孩子都觉得 166cm 身高够了，那不干预也可以。再比如，一个女孩子，遗传身高 155cm，预测身高 160cm，一般来说，也不用干预了，都超过遗传身高 5cm 了，但是，家长和孩子都期望长到 165cm，那要不要干预？当然要干预！这就是为什么一定要弄清楚孩子期望身高，而且现在生活条件普遍都比较好，单纯按照预测身高低于 3rd，诊断矮小症才干预，肯定是不符合现代家长和孩子的需求，现在大部分家长都普遍希望男孩子能长 178cm，女孩子能长 165cm，而中国男孩子平均身高是 172cm，女孩子平均身高是 160cm，所以根据孩子及家长的期望身高和预测身高差，来决定是否干预，非常重要。

十三、保守联合治疗方案效果好不好？

身高管理总的原则是：能保守就不打针，保守联合治疗方案干预效果不佳再考虑结合打针干预，那么保守联合治疗方案效果到底怎么样？

保守联合治疗方案一年花费 3 万左右，一年多长 2 ～ 3cm。

我们在保守联合治疗方案干预后，有前后骨龄测评对比的孩子当中，随机选取了 1000 个孩子做统计，结果见图 7-4。

总体来说，保守联合治疗方案干预 1 年，平均多长 2 ～ 3cm，能够达到这个效果的孩子，一般继续保守联合治疗方案干预就行。如果达不到这个效果的，一般需要考虑结合打针，具体打抑制针还是生长激素，还是双打，需要看孩子具体的骨龄测评结果。

保守联合治疗方案干预效果统计	
本次统计孩子数	1000 人
干预时间	0 ～ 0.5 年（26.09%） 0.5 ～ 1 年（60.87%） 1 年以上（13.04%）
年龄	5.5 ～ 13.8 岁
一年预测身高多长小于 1cm（占比）	21.2%
多长 1 ～ 2cm	23.4%
多长 2 ～ 3cm	32.7%
多长 3 ～ 4cm	12.6%
多长 4 ～ 5cm	4.3%
多长 5 ～ 6cm	2.4%
多长 6 ～ 7cm	1.1%
多长 7cm 以上	2.1%
平均半年预测身高多长	1.83cm
平均一年预测身高多长	3.66cm
干预无效	0.2%
干预无效预测身高降低	0.96cm

图 7-4　保守联合干预方案效果统计

十四、牛奶、水果的正确吃法

水果，大家天天在吃，但是，很多人其实不知道如何正确吃。比如便秘还

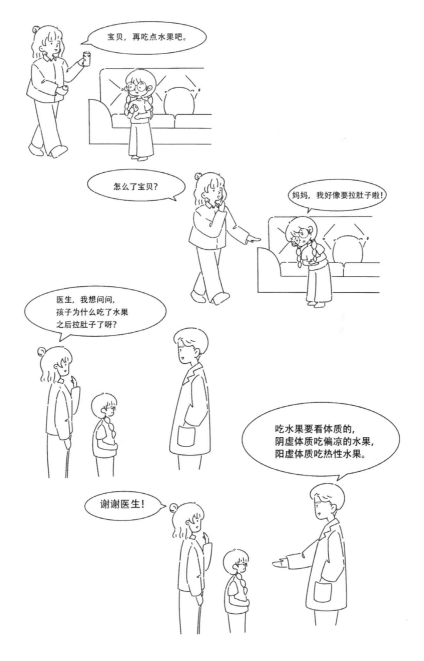

吃榴莲、芒果，结果便秘越来越严重；拉肚子还吃柚子，结果吃完在厕所里面都不用出来了。吃水果，先要了解水果属寒还是属热，然后根据体质来吃。

1. 阴虚体质可见大便硬、盗汗、容易上火、口腔溃疡等，可以吃点种子小的、偏凉的水果，比如苹果、梨、火龙果、西瓜。

2. 阳虚体质可见舌苔白、大便软、怕冷、流口水等症状，可以吃些种子大的、偏温热的水果，比如芒果、榴莲、菠萝蜜。

如何区分水果寒热？告诉大家一个很简单的办法：大多数种子大的水果都是热的，比如榴莲、芒果；大多数种子小的水果都是偏寒凉的，比如火龙果、柚子。

牛奶能不能喝？

很多中医会说牛奶不能喝，太凉，西医说牛奶喝了腹胀，拉肚子是乳糖不耐受。其实都一样，喝牛奶重点是要根据体质，阴虚体质，喝点牛奶刚好，阳虚体质就少喝。

十五、如何睡眠对身高最有帮助？

关于睡眠，大家都知道要早睡，那是不是要早起？不是的，早睡是因为生长激素晚上的分泌高峰期是在晚上 10 点，所以孩子晚上 9 点要上床准备睡觉了，9：30 要进入睡眠状态了，这样有利于 10 点生长激素分泌高峰期的时候身体可以分泌更多的生长激素，促进生长。睡前吃 γ- 氨基丁酸也是这个道理，可以促进生长激素分泌，当然，它还有个作用是助睡眠。

早上几点起床对身高最好？

不是越早越好，这里涉及生长激素分泌的第二个高峰期——早上 7 点。所以，学龄前的儿童，尽量睡到 7：30 后再起床，需要早起上学的孩子，只要家里有条件，如离学校近，就尽量让孩子 7 点以后起床，这样可以让身体在早上 7 点生长激素分泌高峰期产生更多的生长激素，促进生长。

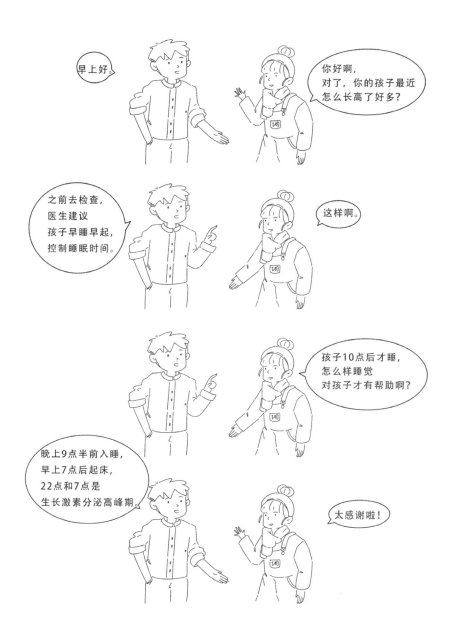

十六、海马配未打鸣的小公鸡真的可以让孩子猛长吗？

关于长高，民间有很多秘方，比如未打鸣的小公鸡配海马，听起来就有点玄乎，真的有用吗？作为一名中医主治医生，余医生负责任地告诉大家：

"没用!"退一步讲,鸡汤可以增加营养,对长高有一些作用,但是,绝对不是传说中的吃了海马炖未打鸣的小公鸡,一年可以长15cm。海马是一味补阳药,一般促生长的话,是不会使用的。中药里面的补阳药都要慎用,促生长使用健脾类和滋阴降火类中药是中医的辨证共识。补阳药很容易造成骨龄超前性早熟,骨龄一超前,身高就容易受损。所以海马炖未打鸣的小公鸡是不靠谱的,如果说熟地黄、麦冬、黑桑椹、黄精等滋阴药炖公鸡,还说得过去。

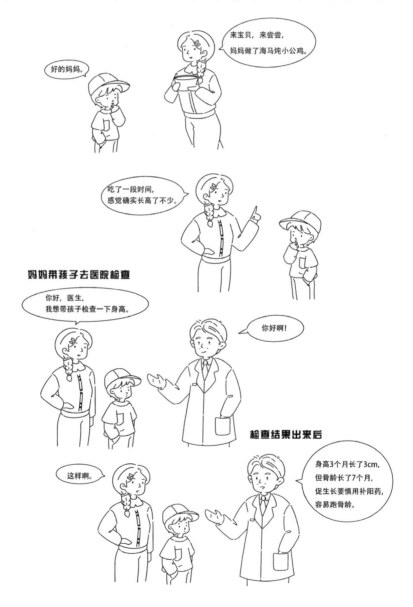

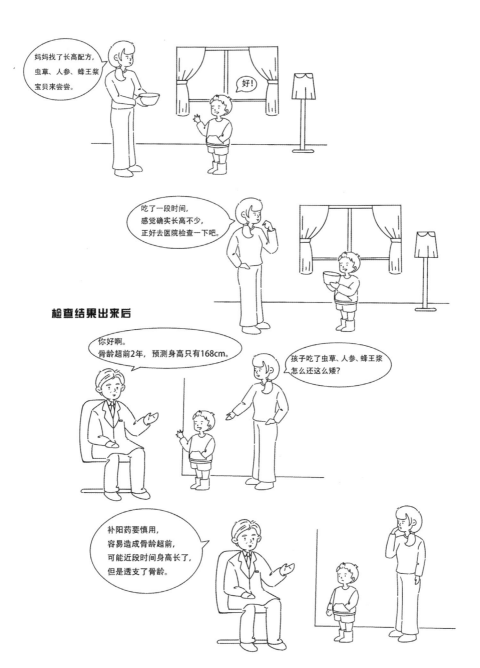

十七、中医对于骨龄超前早发育的辨证共识

大部分家长对骨龄超前早发育的理解，都是通过乳房过早发育，或来月经，或通过骨龄测评发现的。那么中医对于骨龄超前早发育是怎么理解的？

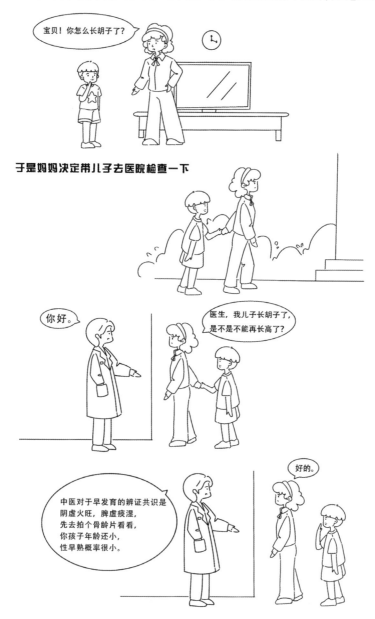

对于孩子的生长发育，中医认为孩子阴平阳秘，则生长发育正常；阴虚阳亢则容易造成骨龄超前早发育。这是中医在临床上对于骨龄超前早发育的辨证共识。临床上，大部分骨龄超前早发育的孩子，有舌红、脉细、便秘、上火、口腔溃疡、青春痘等阴虚的症状表现，服用大补阴丸、六味地黄丸、榙精膏等滋阴降火补肾的中药，都可以很好地延缓骨龄。当孩子出现舌红、脉细、便秘、盗汗、上火、口腔溃疡、青春痘的时候，家长就要注意了，要带孩子去拍个骨龄片看看，有这些症状的孩子往往都是骨龄超前的。

中国的女孩子乳房正常发育的骨龄是 9 ～ 9.5 岁，来月经初潮的骨龄是 11.5 ～ 12 岁，当乳房发育或来月经时，孩子的骨龄往往都偏大了，干预时间有限，所以当孩子出现上述阴虚症状时，抓紧带孩子去拍个骨龄片，可以早发现、早干预、早治疗。

因此，中医对于骨龄超前早发育的辨证共识是阴虚火旺。就如一棵树苗，光浇水不行，会涝死，光晒太阳也不行，会旱死，只有适当的阳光和水分，小树才能苗壮成长。

十八、造成骨龄超前早发育的原因是什么？

随着科技的进步，生活水平的提高，全球孩子的生长发育都普遍提前，中国女孩子正常乳房发育骨龄是 9 ～ 9.5 岁，月经初潮骨龄是 11.5 ～ 12 岁，目前有很多女孩子 8 岁乳房就发育了，10 岁就来月经了，生长发育普遍提前。

那么造成骨龄超前早发育的原因有哪些？

1. 摄入过多含有性激素的食物　近年来市场上出现了各种保健品及滋补品，不少家长为了给孩子增加营养、增强体质、促长高，盲目服用。人参、蜂王浆、紫河车、冬虫夏草都会造成骨龄超前早发育。

2. 激素滥用　很多孩子感冒得不到专业有效地治疗而发展成鼻炎、哮喘，而鼻炎、哮喘的西医治疗往往都是含激素的雾化剂和喷剂。激素是会造成骨龄超前早发育的。

3. 食用含有抗生素、激素的家禽和水产品　随着生活水平不断提高，人们对家禽和水产品的需求也在不断增加。土生土长的家禽、水产品已经不能满足日益增长的需求量，而养殖家禽和水产品无法避免会使用抗生素和激素，上市的这些家禽及水产品多少都有抗生素和激素残留，孩子吃了以后，普遍会造成骨龄超前早发育。

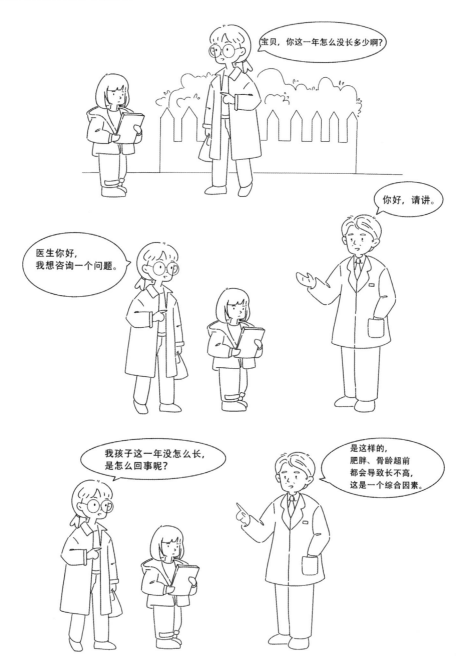

4. 环境污染　由于制造工业会向环境排放有害物质及其分解成分，以及过去有机氯农药大量使用，会使土壤、水及植物中的有毒有害物质含量超标，会产生具有雌激素样的物质。

5. 过早接触情感类文章和视频　现在电视、电影、报刊等与性有关的内容比以前显著增多，视听产品中有许多儿童不宜的情爱镜头，儿童接触多了耳濡目染会过早刺激心理，最终导致他们性早熟。

6. 各种原因造成的肝肾阴虚　中医对于骨龄超前早发育的共识是阴虚火旺。

从表 7-1、表 7-2 中可以看到，男孩的骨龄普遍超前，当前年龄所对应的身高较标准身高普遍偏低，骨龄超前的峰值是在 11 岁，这是因为男孩一般在骨龄 11.5 ～ 12 岁的阶段开始进入青春期。女孩骨龄超前的峰值是 9 岁，女孩一般在骨龄 9 ～ 9.5 岁进入青春期，这个时候的骨龄普遍容易疯涨。在这个阶段，一定要做一些干预来预防骨龄的突增，可以考虑用中医的方法以延缓骨龄的干预手段，如清火贴、椹精膏和体重管理。骨龄纵向监测很重要，可以及时发现问题，解决问题。数据中还能看出男孩在 10 岁的阶段骨龄超前平均值为 0.39 岁，女孩在 8 岁阶段骨龄超前平均值为 0.4 岁，可以得出目前有很多孩子发育提前。

表 7-1　骨龄测评效果统计（男）

年龄	项目	骨龄（岁）	身高（cm）	体重（kg）
4岁	平均值	4.07	98.32	16.98
	标准值	4.00	104.10	16.64
	差值	+0.07	−5.78	0.34
5岁	平均值	5.02	104.48	17.33
	标准值	5.00	111.30	18.98
	差值	+0.02	−6.82	−1.65
6岁	平均值	5.79	111.32	18.85
	标准值	6.00	117.70	21.26
	差值	−0.21	−6.38	−2.41

续表

年龄	项目	骨龄（岁）	身高（cm）	体重（kg）
7岁	平均值	7.06	117.89	27.29
	标准值	7.00	124.00	24.06
	差值	+0.06	−6.11	+3.23
8岁	平均值	7.90	122.91	24.61
	标准值	8.00	130.00	27.33
	差值	−0.10	−7.09	−2.72
9岁	平均值	9.06	130.38	30.07
	标准值	9.00	135.40	30.46
	差值	+0.06	−5.02	−0.39
10岁	平均值	10.39	138.41	35.78
	标准值	10.00	140.20	33.74
	差值	+0.39	−1.79	+2.04
11岁	平均值	11.68	144.75	40.01
	标准值	11.00	145.30	37.69
	差值	+0.68	−0.55	+2.32
12岁	平均值	12.35	151.46	43.96
	标准值	12.00	151.90	42.49
	差值	+0.35	−0.44	+1.47
13岁	平均值	13.01	156.80	48.50
	标准值	13.00	159.50	48.08
	差值	+0.01	−2.70	+0.42
14岁	平均值	14.12	163.55	58.27
	标准值	14.00	165.90	53.37
	差值	+0.12	−2.35	+4.90

续表

年龄	项目	骨龄（岁）	身高（cm）	体重（kg）
15岁	平均值	14.71	164.79	58.90
	标准值	15.00	169.80	57.08
	差值	−0.29	−5.01	+1.82
16岁	平均值	15.55	167.80	60.18
	标准值	16.00	171.60	59.35
	差值	−0.45	−3.80	+0.83

表7-2 骨龄测评效果统计（女）

年龄	项目	骨龄（岁）	身高（cm）	体重（kg）
4岁	平均值	4.38	98.01	16.28
	标准值	4.00	103.10	16.17
	差值	+0.38	−5.09	+0.11
5岁	平均值	5.54	105.74	17.27
	标准值	5.00	110.20	18.26
	差值	+0.54	−4.46	−0.99
6岁	平均值	5.87	111.18	19.89
	标准值	6.00	116.60	20.37
	差值	−0.13	−5.42	−0.48
7岁	平均值	7.31	120.01	22.71
	标准值	7.00	122.50	22.64
	差值	+0.31	−2.49	+0.07
8岁	平均值	8.40	125.71	26.02
	标准值	8.00	128.50	25.50
	差值	+0.40	−2.79	+0.52

续表

年龄	项目	骨龄（岁）	身高（cm）	体重（kg）
9岁	平均值	9.86	135.31	39.72
	标准值	9.00	134.10	28.19
	差值	+0.86	+1.21	+11.53
10岁	平均值	10.26	138.15	33.42
	标准值	10.00	140.10	31.76
	差值	+0.26	−1.95	+1.66
11岁	平均值	11.12	144.79	37.30
	标准值	11.00	146.60	36.10
	差值	+0.12	−1.81	+1.20
12岁	平均值	11.88	149.89	41.55
	标准值	12.00	152.40	40.77
	差值	−0.12	−2.51	+0.78
13岁	平均值	13.53	156.80	42.00
	标准值	13.00	156.30	44.79
	差值	+0.53	+0.50	−2.79
14岁	平均值	13.06	154.80	46.16
	标准值	14.00	158.60	47.83
	差值	−0.94	−3.80	−1.67
15岁	平均值	14.07	157.14	49.80
	标准值	15.00	159.80	49.82
	差值	−0.93	−2.66	−0.02
16岁	平均值	14.65	157.00	45.88
	标准值	16.00	160.10	50.81
		−1.35	−3.10	−4.94

十九、如何避免骨龄超前早发育？

骨龄超前早发育的原因知道了，那么如何避免？

1.不吃人参、冬虫夏草、紫河车、蜂王浆等会造成骨龄超前早发育的滋补品。

2.少用或者不用抗生素和激素，感冒、发热、咳嗽尽量采用中医针灸或中药治疗。中医针灸中药对于感冒本来就有优势，疗效并不比抗生素和激素差。要注意，含有糖皮质激素的治疗鼻炎和哮喘的喷剂，会导致骨龄超前。

3.不吃有抗生素、激素残留的家禽和水产品。

4.不接触情感类文章、视频。

5.注意环保，尽量少接触可能有污染的环境。

6.可以多吃滋阴的食物，比如桑椹、玉竹、百合、黄精，或者椹精膏。这些食物可以有效延缓骨龄超前早发育。

二十、性早熟的危害有哪些？

据世界卫生组织数据表明：全球儿童的发育普遍提前，这和生活环境、饮食结构改变有一定关系。那么性早熟有哪些危害？

1.骨龄超前身高受损　性早熟，一般伴随骨龄超前，而骨龄超前，一般会使身高受损。是不是性早熟一定会使身高受损？不一定。这个时候就需要一个专业的骨龄测评，精准地预测身高。如果身高不受损，性早熟一般无需特别处理。

2.性早熟带来的生理心理问题

（1）性早熟可以带来乳房、子宫发育。在性激素的作用下，容易发生早恋，甚至过早发生性行为等。

（2）性早熟带来的乳房过早发育、月经初潮等，会引起孩子的生理、心理双重负担。比如女孩子乳房发育，男孩子遗精，会被同学嘲笑；女孩子过早来月经自己不会处理等。

二十一、性早熟骨龄超前一定要打抑制针吗？

性早熟骨龄超前，很多家长去内分泌科就诊时，都会被建议打抑制针，一定要打抑制针吗？不一定！关键先要弄清楚家长和孩子的诉求，是担心性

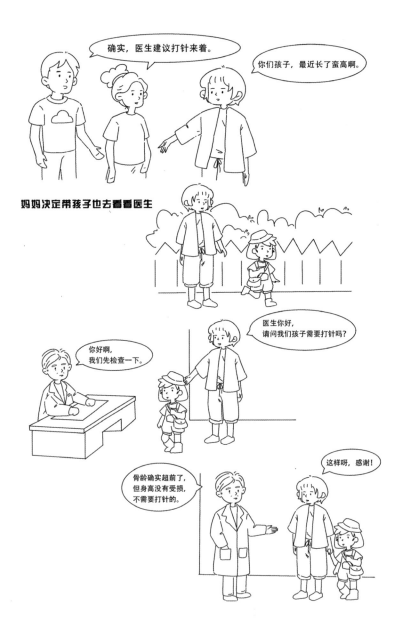

早熟骨龄超前造成身高受损，还是担心月经过早孩子自己不会照顾？如果是前者，需要找一个专业医生做一个骨龄测评，精准预测身高，预测身高符合家长和孩子的期望身高，就不用管。如果是后者，那么除了打抑制针，还可以选择中医中药治疗，通过中医中药滋阴降火也可以延缓骨龄，推迟月经初潮的到来，中医干预效果不佳再考虑打抑制针，毕竟中医外治和中药相对抑制针来说，副作用要小很多。

二十二、测骨龄的两个窗口期

骨龄测评，一定是越早越好，因为如果发现骨龄超前，预测身高和期望身高差很大，干预的话，不管打针还是保守联合治疗方案，都需要时间，一般平均需要 2～3 年有效干预时间。那么，骨龄测评的两个窗口期是哪两个？

1. 孩子 3 岁以上就可以拍骨龄片，做个测评，主要排除相关先天性疾病，大致预测身高。

2. 女孩子 6 岁前，男孩子 8 岁前一定要测骨龄。因为我们临床发现很多孩子骨龄超前早发育，甚至超前 3～4 岁，按照女孩子 12.5 岁生长空间明显降低算，超前 3 岁的话，就是年龄 9 岁生长空间就小了，预测身高不理想，要干预，一般需要 2～3 年的干预治疗时间。所以女孩子 6 岁前一定要测骨龄，不然很可能骨龄测评出来，预测身高不理想，干预时间也没有，落下一辈子遗憾！

二十三、真的有一年长 15～20cm 的突增期吗？

余医生门诊经常碰到这样的家长，家长其实在孩子还小的时候就发现孩子身高偏矮，但是一点都不慌，他们理直气壮地说："孩子不是有突增期吗？突增期会追上来的！"这其实完全是个误解。

1. 家长认为孩子预测身高不包括突增期的身高，突增期后孩子身高自然会比预测身高多长很多。骨龄测评中的预测身高，已经把所谓突增期的因素都考虑进去了，给的预测身高，在孩子生活、饮食结构、睡眠等不改变的情

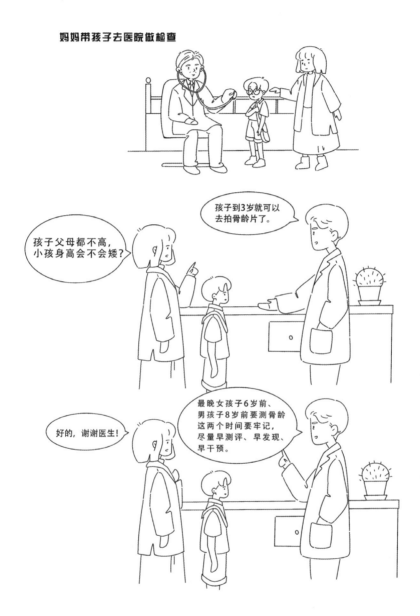

况下，最终成年身高就是预测身高。

2.所谓青春突增期，是堆出来的。如何理解？我们看下孩子在不同年龄段的平均生长速度就知道了，见表7-3。

表7-3　不同年龄段男、女孩平均生长速度

年龄（岁）	男孩（cm）	女孩（cm）
3～4	6.4	6.4
4～5	7.2	7.1
5～6	6.4	6.5
6～7	6.3	6.5
7～8	6	6
8～9	5.4	5.6
9～10	4.8	6
10～11	5.1	6.5
11～12	6.6	5.8
12～13	7.6	3.9
13～14	5.5	2.3
14～15	3.9	1.2
15～16	1.8	0.3

可以明显看出，男孩子在骨龄 12 ～ 13 岁时，生长速度最快，一个骨龄年长 7.6cm；女孩子在骨龄 10 ～ 11 岁时，生长速度最快，一个骨龄年长 6.5cm。家长们认为的 1 年长 15cm 甚至 20cm，大概率都是骨龄堆出来的，1 年长了 2 年的骨龄，那么看起来 1 年可以长 15cm。

二十四、骨龄测评预测的身高能改变吗？

我们了解了骨龄测评预测身高的科学性和准确性，那么预测的身高能改变吗？当然是能！如果不能改变，就不需要做测评预测身高了。

骨龄测评预测身高的目的就是为了早知道、早干预、早治疗！孩子的身高，遗传占 60%，后天努力占 40%。如果预测身高和家长、孩子的期望身高有差距，可以根据测评结果制定个体化的干预治疗方案，促进生长，从而达到家长、孩子的期望理想身高。

骨龄测评的意义是提前通过骨龄测评预知孩子将来的身高，如果预测身

高和家长、孩子的期望身高有差距，就按照促生长联合治疗方案一条条认认真真去落实，去努力，最终提高孩子的成年身高。

我们通过骨龄测评预测的身高，是指孩子在原来生活习惯不改变的情况下的成年身高。如果孩子的生活习惯发生改变，按照促生长联合治疗方案一条条认认真真去干预，就可以提高身高。反过来，如果反促生长之道而行，比如迟睡、挑食、不运动、肥胖，则成年身高可能比预测的还要低。

总之，骨龄测评预测的身高，是可以通过后天努力改变的。只要早测评、早发现、早干预、早治疗，在有效干预时间内，通过联合促生长干预，科学管理身高，一年多长 2 ～ 3cm，总体多长 5 ～ 10cm 是没有问题的。

二十五、目前中国人的平均身高是多少?

《中国居民营养与慢性病状况报告（2020 年）》报告显示：中国成人平均身高继续增长，18 ～ 44 岁中国男性平均身高 169.7cm，中国女性平均身高 158.0cm，与 2015 年发布结果相比分别增加 1.2cm 和 0.8cm。

虽然中国男性平均身高是 169.7cm，女性是 158.0cm，但是，在中国的传统观念里面，男性 170cm 以上，女性 160cm 以上是两条默认的分界线，很多 168cm、169cm 的男性往往都会自称身高 170cm。一些公安类学校、军校会把 170cm 身高作为硬性要求。

所以，现在很多家长，都在努力地通过各种保守联合治疗方案，让男孩子身高尽量超过 175cm，女孩子身高尽量超过 165cm，谁都不愿意让自己的孩子输在身高上面。

二十六、量身高的玄学

量身高的问题，有几个点家长一定要知道：

1. 早晚身高差 1 ～ 2cm，早上偏高，晚上偏矮。

2. 骨龄复查，做纵向监测对比的时候，要做好"三同"，即第二次量身高的时间、量的人、量的尺要相同，只有这样才能避免误差。

清楚上面两点，就可以有效避免一般的误差，如果想更精确地量好身高，可以采取多次测量取平均值的办法。

二十七、大补阴丸、知柏地黄丸能够常年服用吗？

现在很多西医和中医，包括一些家长，一看性早熟就开大补阴丸、知柏

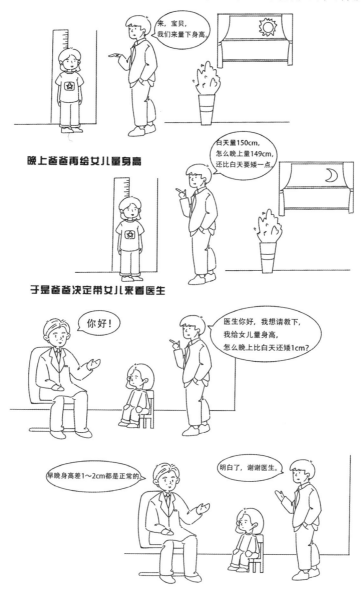

地黄丸，部分家长甚至让孩子常年吃，这种没有中医辨证指导下的用药，容易出现矫枉过正，给孩子将来的健康埋下隐患。使用大补阴丸、知柏地黄丸等中成药一定要注意以下几点：

1. 大补阴丸、知柏地黄丸一定要在中医指导下辨证使用。

2. 大补阴丸、知柏地黄丸偏苦寒，对一般孩子来说药性偏重了点。

3. 阴虚火旺症状不是很严重，可以改用六味地黄丸。六味地黄丸药性比较平和点。

4. 食疗膏方能解决还是建议食疗膏方，黑桑椹、黄精、玉竹、百合也可以滋阴降火延缓骨龄。这个和微量元素、维生素直接补不如食补是一个道理。

5. 没有严重阴虚火旺体质的孩子慎常年服用大补阴丸、知柏地黄丸等。女孩子小时候滥用大补阴丸、知柏地黄丸会造成宫寒、痛经、不孕等。

二十八、为什么要在女孩子骨龄 12.5 岁前、男孩子骨龄 14.5 岁前干预？

根据孩子每年平均生长速度的数据及骨骺线闭合情况，女孩子骨龄 12.5 岁以后生长速度变慢，远端骨骺线也开始闭合。男孩子骨龄 14.5 以后，生长速度明显降低，远端骨骺线也开始闭合。根据我们临床干预的效果统计，女孩子骨龄在 12.5～18 岁的这 5.5 年间，男孩子骨龄在 14.5～18 岁这 3.5 年间，通过保守联合治疗方案干预，总计也就只能够多长 2cm 左右。而在女孩子骨龄 12.5 岁之前、男孩子骨龄 14.5 岁之前的有效干预时间内，通过保守联合治疗方案干预平均 1 年可以多长 2～3cm，2 年可以多长 4～6cm，3 年可以多长 6～9cm。所以身高一定是越早干预，效果越好，等到骨骺线开始闭合，有效干预时间就非常有限，再好的干预方案也难见显效。所以，我建议大家一定要在女孩子 6 岁前、男孩子 8 岁前找专业医生做一次骨龄测评，避免因为骨龄太大而永远无法多长身高的遗憾。

二十九、如何不打针、不吃药健健康康多长 5 ～ 10cm？

从大方向来说，促长高分为打针和保守联合治疗方案两大块，总的原则是：能保守就不打针，保守联合治疗方案干预效果不佳再考虑结合打针。据统计，全国身高有问题的孩子里面，只有 3% 是真正需要打针的，剩余 97% 的孩子只要有效干预时间充足，都可以通过保守联合治疗方案来干预。骨龄测评身高管理见图 7-5。一般通过保守联合治疗方案干预，在预测身高或者遗传身高的基础上，多长 5 ～ 10cm 并不是非常困难，保守联合治疗方案干预一般 1 年可以多长 2 ～ 3cm。想要不打针、不吃药健健康康多长 5 ～ 10cm，一般只需要认认真真落实保守联合治疗方案 3 年左右即可。具体如何去做？

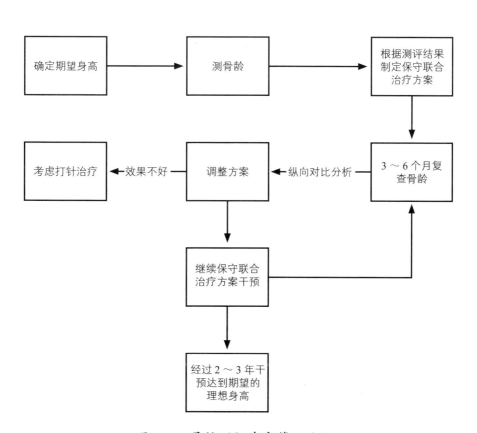

图 7-5　骨龄测评身高管理流程

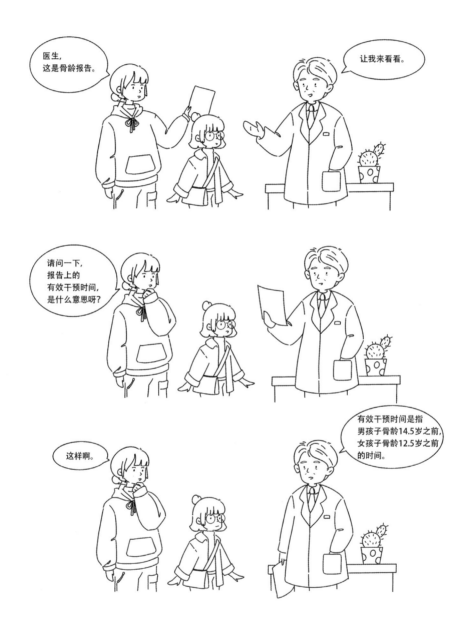

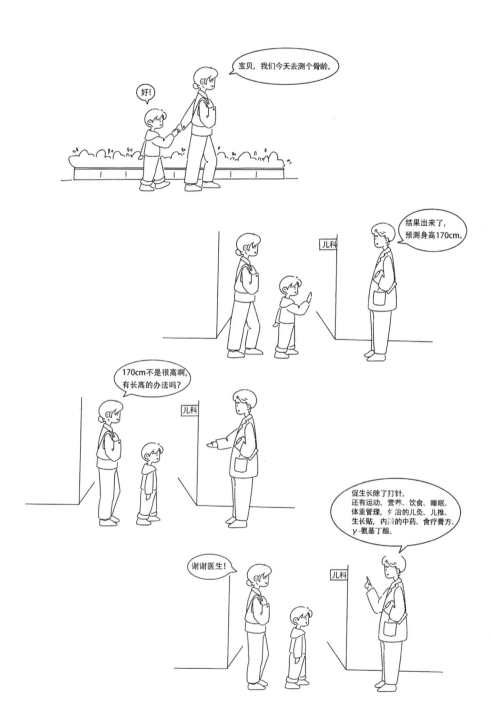

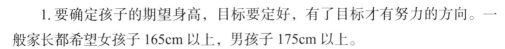

1. 要确定孩子的期望身高，目标要定好，有了目标才有努力的方向。一般家长都希望女孩子 165cm 以上，男孩子 175cm 以上。

2. 在女孩子 6 岁前，男孩子 8 岁前，带孩子去拍个骨龄片，找专业医生做个骨龄测评，得出骨龄和预测身高。

3. 根据预测身高和期望身高差及剩余有效干预时间来确定干预方案，只要有效干预时间有 3 年以上，通过保守联合治疗方案干预，健健康康多长 5 ～ 10cm 都问题不大。

4. 基础的运动、营养、睡眠、体重管理都要按照有利于长高的方向去一一努力。

5. 根据孩子的舌苔、脉象，结合骨龄、体重等数据分析孩子是阴虚火旺造成骨龄超前而使身高受损，还是脾虚不摄、吸收消化不好造成的身高不长，有针对性地采取滋阴降火延缓骨龄或者健脾消食开胃促进生长。

6. 保守联合治疗方案干预 3 个月为 1 个疗程，骨龄小的孩子，半年复查一次骨龄，对比看干预效果，大骨龄的孩子 3 个月拍一次骨龄片，对比看效果。

7. 骨龄复查结果显示预测身高有提高，在平均每年 2 ～ 3cm 范围内的，继续保守联合治疗方案干预；效果不佳的，要么继续加强保守联合治疗方案干预，要么考虑结合打针。

8. 能够通过保守联合治疗方案干预，达到一年多长 2 ～ 3cm 的，就继续以保守联合治疗方案干预，干预到预测身高达到期望身高为止。

第八章

保守联合治疗方案干预案例

一、保守联合治疗方案，身高多多少少都能多长一点

案例 1：

王某，男，2021 年 7 月 3 日初诊，身高 146.9cm。

骨龄测评显示：年龄 11.3 岁，骨龄 11.7 岁，龄差 0.4 岁，预测身高169.10cm。

2021 年 10 月 30 日二诊，身高 151cm。

骨龄测评显示：年龄 11.6 岁，骨龄 12.2 岁，龄差 0.6 岁，预测身高169.72cm。

2022 年 2 月 19 日三诊，身高 156cm。

骨龄测评显示：年龄 11.9 岁，骨龄 12.6 岁，龄差 0.7 岁，预测身高172cm。

保守联合治疗方案干预 4 个月，年龄从 11.6 岁到 11.9 岁，长了 0.3 岁，骨龄从 12.2 岁到 12.6 岁，长了 0.4 岁，龄差扩大了 0.1 岁，男孩子在这个时间段处于青春期，骨龄生长速度会大增，与身高生长速度基本保持一致，身高从 151cm 长到 156cm，长了 5cm，预测身高从 169.72 提高到 172cm，多长了 2.28cm。多长的 2.28cm 就是保守联合治疗方案干预的效果。

家长第一次来的时候，骨龄测评结果显示预测身高为 169.1cm，用自己的方法去干预后，间隔 3 个月再次测评，预测身高基本无变化。

用自己的方法去干预，运动、饮食、睡眠的效果只占 20%，效果有，但

余如山医生生长发育评估
专用报告单

用户编号：	诊断时间：	诊断医生：余如山

档案信息　　　　　　　　　　　　　　　根据行业标准《中华05》测评分析

姓名：	姓别：男	出生日期：2010-03-16
身高：156cm	体重：42kg	拍片日期：2022-02-19
父高：172cm	母高：158cm	期望身高：175cm

评测结果

骨龄：12.6岁	年龄：11.9岁	骨龄和年龄差：0.70年
骨龄身高：156cm；25-50th	年龄身高：156cm；50-75th	遗传身高：171.00cm；25-50th
体重：42kg；50-75th	BMI：17.26；25-50th	预测身高和遗传身高差：1.00cm
半年预测身高：159.61cm	剩余有效干预时间：1.90年	预测身高和期望身高差：-3cm
预测身高：172.00±3cm　25-50th		

预测身高趋势图

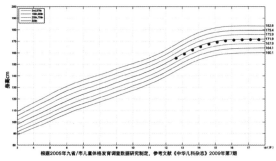

根据2005年九省/市儿童体格发育调查数据研究制定，参考文献《中华儿科杂志》2009年第7期

纵向评估

时间	年龄	骨龄	龄差	身高(cm)	骨龄年长速(cm)	预测身高(半年)	预测身高(成年)
21-7-3	11.3	11.7	0.40	146.9	0	150.45	169.10
21-10-30	11.6	12.2	0.60	151	8.20	154.67	169.72
22-2-19	11.9	12.6	0.70	156	12.50	159.61	172.00

　　结果只体现拍片时生长发育情况，仅供临床参考。骨龄和预测身高受生长发育情况影响会有波动，建议半年复查一次骨龄，做好骨龄和身高纵向监测。

是不会有多少，还是需要科学合理的中医干预方案，才能达到理想的效果，孩子身高问题千万不要想当然。

案例 2：

方某，女，2021 年 8 月 9 日初诊，身高 138cm。

骨龄测评显示：年龄 10.2 岁，骨龄 10.5 岁，龄差 0.3 岁，预测身高 153.25cm。

2022 年 2 月 14 日二诊，身高 144cm。

骨龄测评显示：年龄10.7岁，骨龄11.2岁，龄差0.5岁，预测身高155.68cm。

保守联合治疗方案干预6个月，年龄从10.2岁到10.7岁，长了0.5岁，骨龄从10.5岁到11.2岁，长了0.7岁，龄差扩大了0.2岁，青春期骨龄的生长速度过快，需要持续抑制，身高从138cm长到144cm，长了6cm，预测身高从153.25cm提高到155.68cm，多长了2.43cm。多长的2.43cm就是保守联合治疗方案干预的效果。

半年时间长了0.7岁的骨龄，骨龄多长了，一定不好吗？不一定！

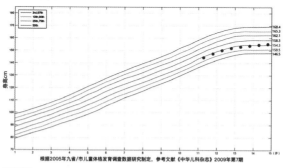

余如山医生生长发育评估
专用报告单

用户编号：	诊断时间：	诊断医生：余如山

档案信息　　　　　　　　　　　　　　　　根据行业标准《中华05》测评分析

姓名：	姓别：女	出生日期：2011-05-25
身高：144cm	体重：29.2kg	拍片日期：2022-02-14
父高：175cm	母高：164cm	期望身高：165cm

评测结果

骨龄：11.2岁	年龄：10.7岁	骨龄和年龄差：0.50年
骨龄身高：144cm；　25-50th	年龄身高：144cm；25-50th	遗传身高：163.50cm；　50-75th
体重：29.2kg；10-25th	BMI：14.08；3rd	预测身高和遗传身高差：-7.82cm
半年预测身高：147.18cm	剩余有效干预时间：1.30年	预测身高和期望身高差：-9.32cm
预测身高：155.68±3cm　10-25th		

预测身高趋势图

根据2005年九省/市儿童体格发育调查数据研究制定，参考文献《中华儿科杂志》2009年第7期

纵向评估

时间	年龄	骨龄	龄差	身高(cm)	骨龄年长速(cm)	预测身高(半年)	预测身高(成年)
21-8-9	10.2	10.5	0.30	138	0	140.73	153.25
22-2-14	10.7	11.2	0.50	144	8.57	147.18	155.68

结果只体现拍片时生长发育情况，仅供临床参考。骨龄和预测身高受生长发育情况影响会有波动，建议半年复查一次骨龄，做好骨龄和身高纵向监测。

干预了半年时间，骨龄虽然跑多了，但是身高长得更多。所以，不要怕骨龄跑得快，只要身高跑过骨龄就行，预测身高肯定会多长！

案例3：

陈某，男，2020 年 12 月 13 日初诊，身高 126cm。

骨龄测评显示：年龄 7.9 岁，骨龄 6.5 岁，龄差 1.4 岁，预测身高 171.03cm。

2021 年 10 月 4 日二诊，身高 130cm。

骨龄测评显示：年龄 8.7 岁，骨龄 8.3 岁，龄差 0.4 岁，预测身高 171.28cm。

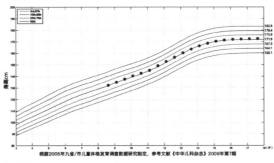

余如山医生生长发育评估
专用报告单

用户编号：	诊断时间：	诊断医生：余如山

档案信息　　　　　　　　　　　　　根据行业标准《中华05》测评分析

姓名：	姓别：男	出生日期：2012-12-20
身高：133cm	体重：28kg	拍片日期：2022-03-27
父高：178cm	母高：165cm	期望身高：175cm

评测结果

骨龄：8.6岁　　　　　　　　年龄：9.3岁　　　　　　　　骨龄和年龄差：-0.70年

骨龄身高：133cm；25-50th　　年龄身高：133cm；25-50th　　遗传身高：177.50cm；75-90th

体重：28kg；25-50th　　　　BMI：15.83；25-50th　　　　预测身高和遗传身高差：-4.39cm

半年预测身高：135.67cm　　　剩余有效干预时间：5.90年　　预测身高和期望身高差：-1.89cm

预测身高：173.11±3cm　　50-75th

预测身高趋势图

根据2005年九省/市儿童体格发育调查数据研究制定，参考文献《中华儿科杂志》2009年第7期

纵向评估

时间	年龄	骨龄	龄差	身高(cm)	骨龄年长速(cm)	预测身高(半年)	预测身高(成年)
20-12-13	7.9	6.5	-1.40	126	0	128.24	171.03
21-10-4	8.7	8.3	-0.40	130	2.22	132.65	171.28
22-3-27	9.3	8.6	-0.70	133	10.00	135.67	173.11

结果只体现拍片时生长发育情况，仅供临床参考。骨龄和预测身高受生长发育情况影响会有波动，建议半年复查一次骨龄，做好骨龄和身高纵向监测。

2022 年 3 月 27 日三诊，身高 133cm。

骨龄测评显示：年龄 9.3 岁，骨龄 8.6 岁，龄差 0.7 岁，预测身高 173.11cm。

孩子从二诊开始保守联合治疗方案干预 5 个月，年龄从 8.7 岁到 9.3 岁，长了 0.6 岁，骨龄从 8.3 岁到 8.6 岁，长了 0.3 岁，骨龄长速慢于年龄长速，身高从 130cm 长到 133cm，长了 3cm，预测身高从 171.28cm 提高到 173.11cm，多长了 1.83cm。多长的 1.83cm 就是保守联合治疗方案干预的效果。

碰到过很多男孩子都是 12 岁甚至 13 岁了才来看骨龄，这个时候来看骨龄，干预时间非常有限，很难帮助孩子达到理想的身高，但这位家长还是重视孩子的身高的。

可能你会有些疑惑，半年才长了 3cm 哪里好了，其实身高问题不看年龄，看骨龄，0.3 个骨龄年长了 3cm，算下来 1 个骨龄年可以长 10cm，这个长速是非常好的，而且骨龄的生长速度明显低于年龄，预测身高也提高了 1.83cm，再过半年预测身高应该就可以到达 175cm 了。

案例 4：

安某，女，2021 年 2 月 8 日初诊，身高 135.9cm。

骨龄测评显示：年龄 9.8 岁，骨龄 11.2 岁，龄差 1.4 岁，预测身高 148.77cm。

2021 年 7 月 4 日二诊，身高 140.8cm。

骨龄测评显示：年龄 10.2 岁，骨龄 11.8 岁，龄差 1.6 岁，预测身高 150.38cm。

2022 年 2 月 9 日三诊，身高 146cm。

骨龄测评显示：年龄 10.8 岁，骨龄 12.2 岁，龄差 1.4 岁，预测身高 153.65cm。

保守联合治疗方案干预 1 年，期间复查过一次，年龄从 9.8 岁到 10.8 岁，长了 1 岁，骨龄从 11.2 岁到 12.2 岁，长了 1 岁，骨龄长速跟年龄长速一致，身高从 135.9cm 长到 146cm，长了 10cm，预测身高从 148.77cm 提高到 153.65cm，多长了 4.88cm。多长的 4.88cm 就是保守联合治疗方案干预的效果。

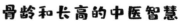

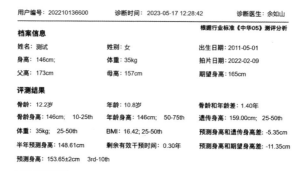

余如山医生生长发育评估
专用报告单

| 用户编号: 202210136600 | 诊断时间: 2023-05-17 12:28:42 | 诊断医生: 余如山 |

档案信息　　　　　　　　　　　　　　　根据行业标准《中华05》测评分析

姓名: 测试　　　　　　性别: 女　　　　　　出生日期: 2011-05-01
身高: 146cm;　　　　　体重: 35kg　　　　　拍片日期: 2022-02-09
父高: 173cm　　　　　　母高: 157cm　　　　期望身高: 165cm

评测结果

骨龄: 12.2岁　　　　　　年龄: 10.8岁　　　　骨龄和年龄差: 1.40年
骨龄身高: 146cm;　 10-25th　　年龄身高: 146cm;　50-75th　　遗传身高: 159.00cm;　25-50th
体重: 35kg;　25-50th　　BMI: 16.42; 25-50th　　预测身高和遗传身高差: -5.35cm
半年预测身高: 148.61cm　　剩余有效干预时间: 0.30年　　预测身高和期望身高差: -11.35cm
预测身高: 153.65±2cm　　3rd-10th

预测身高趋势图

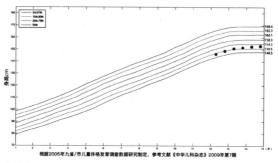

根据2005年九省/市儿童体格发育调查数据研究制定, 参考文献《中华儿科杂志》2009年第7期

纵向评估

时间	年龄	骨龄	龄差	身高(cm)	骨龄年长速(cm)	预测身高(半年)	预测身高(成年)
21-2-8	9.8	11.2	1.40	⌒ 135.9	0	138.76	148.77
21-7-4	10.2	11.8	1.60	140.8	8.17	143.37	150.38
22-2-9	10.8	12.2	1.40	146	13.00	148.61	153.65

结果只体现拍片时生长发育情况, 仅供临床参考。骨龄和预测身高受生长发育情况影响会有波动, 建议半年复查一次骨龄, 做好骨龄和身高纵向监测。

　　最关键的是, 年龄跟骨龄的生长速度是一致的, 也就是真真正正的一年长了 10cm! 而不是透支骨龄的身高增长!

案例 5:

乔某, 男, 2021 年 7 月 16 日初诊, 身高 119cm。

骨龄测评显示: 年龄 6.6 岁, 骨龄 6.8 岁, 龄差 0.2 岁, 预测身高 167.42cm。

2022 年 1 月 5 日二诊, 身高 125cm。

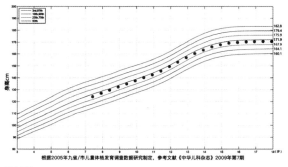

余如山医生生长发育评估
专用报告单

| 用户编号： | 诊断时间： | 诊断医生：余如山 |

档案信息　　　　　　　　　　　　　　根据行业标准《中华05》测评分析

姓名：	姓别：男	出生日期：2014-12-15
身高：125cm	体重：30kg	拍片日期：2022-01-05
父高：170cm	母高：156cm	期望身高：175cm

评测结果

骨龄：7.4岁	年龄：7.1岁	骨龄和年龄差：0.30年
骨龄身高：125cm；　25-50th	年龄身高：125cm；　50-75th	遗传身高：169.00cm；　25-50th
体重：30kg；　90-97th	BMI：19.2；　97th	预测身高和遗传身高差：2.12cm
半年预测身高：127.72cm	剩余有效干预时间：7.10年	预测身高和期望身高差：-3.88cm
预测身高：171.12±3cm　25-50th		

预测身高趋势图

根据2005年九省/市儿童体格发育调查数据研究制定，参考文献《中华儿科杂志》2009年第7期

纵向评估

时间	年龄	骨龄	龄差	身高(cm)	骨龄年长速(cm)	预测身高(半年)	预测身高(成年)
21-7-16	6.6	6.8	0.20	119	0	121.75	167.42
22-1-5	7.1	7.4	0.30	125	10.00	127.72	171.12

结果只体现拍片时生长发育情况，仅供临床参考。骨龄和预测身高受生长发育情况影响会有波动，建议半年复查一次骨龄，做好骨龄和身高纵向监测。

　　骨龄测评显示：年龄7.1岁，骨龄7.4岁，龄差0.3岁，预测身高171.12cm。

　　保守联合治疗方案干预半年，年龄从6.6岁到7.1岁，长了0.5岁，骨龄从6.8岁到7.4岁，长了0.6岁，骨龄长速快于年龄长速，身高从119cm长到125cm，长了6cm，预测身高从167.42cm提高到171.12cm，多长了3.7cm。多长的3.7cm就是保守联合治疗方案干预的效果。

　　不管是西医还是中医的干预方法，年龄越小，取得的效果肯定是越好的。年龄小，孩子的干预潜力就比较大，干预的效果也和落实方案的程度呈正比。

骨龄超前的症状还在，但也不多。身高125cm，长高了6cm，在骨龄没跑的情况下年生长涨幅有12cm，是很好的成绩。最关键的预测身高为171.12cm，比之前足足提高了3.7cm！这归功于孩子对方案的认真执行，此外孩子年纪比较小，干预的效果也比较好。

案例6：

　　朱某，男，2021年1月28日初诊，身高167.2cm。

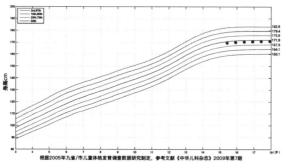

余如山医生生长发育评估
专用报告单

用户编号：	诊断时间：	诊断医生：余如山

档案信息　　　　　　　　　　　　　　　　　　　根据行业标准《中华05》测评分析

姓名：	姓别：男	出生日期：2007-10-19
身高：169.8cm	体重：58kg	拍片日期：2021-07-06
父高：178cm	母高：163cm	期望身高：175cm

评测结果

骨龄：15.4岁	年龄：13.7岁	骨龄和年龄差：1.70年
骨龄身高：169.8cm；25-50th	年龄身高：169.8cm；75-90th	遗传身高：176.50cm；50-75th
体重：58kg；50-75th	BMI：20.12；50-75th	预测身高和遗传身高差：-5.11cm
半年预测身高：170.43cm	剩余有效干预时间：-0.90年	预测身高和期望身高差：-3.61cm
预测身高：171.39±1cm　25-50th		

预测身高趋势图

根据2005年九省/市儿童体格发育调查数据研制制定，参考文献《中华儿科杂志》2009年第7期

纵向评估

时间	年龄	骨龄	龄差	身高(cm)	骨龄年长速(cm)	预测身高(半年)	预测身高(成年)
21-1-28	13.3	15.2	1.90	167.2	0	168.34	169.45
21-7-6	13.7	15.4	1.70	169.8	13.00	170.43	171.39

　　结果只体现拍片时生长发育情况，仅供临床参考。骨龄和预测身高受生长发育情况影响会有波动，建议半年复查一次骨龄，做好骨龄和身高纵向监测。

骨龄测评显示：年龄13.3岁，骨龄15.2岁，龄差1.9岁，预测身高169.45cm。

2021年7月6日二诊，身高169.8cm。

骨龄测评显示：年龄13.7岁，骨龄15.4岁，龄差1.7岁，预测身高171.39cm。

保守联合治疗方案干预0.4年，年龄从13.3岁到13.7岁，长了0.4岁，骨龄从15.2岁到15.4岁，长了0.2岁，骨龄长速慢于年龄长速，身高从167.2cm长到169.8cm，长了2.6cm，预测身高从169.45cm提高到171.39cm，多长了1.94cm。多长的1.94cm就是保守联合治疗方案干预的效果。

大多数男孩子在骨龄14.5岁之后再去干预身高效果并不好，但是也会有个例！

大骨龄的孩子身高还能提升这么多，是不常见的，超过最佳干预时间（14.5岁）可提升的空间就非常小了，所以还是要尽早测评，尽早干预。

案例7：

姜某，女，2021年2月23日初诊，身高123.5cm。

骨龄测评显示：年龄8.7岁，骨龄8.6岁，龄差0.1岁，预测身高149.43cm。

2021年9月4日二诊，身高128cm。

骨龄测评显示：年龄9.2岁，骨龄8.9岁，龄差0.3岁，预测身高152.65cm。

保守联合治疗方案干预0.5年，年龄从8.7岁到9.2岁，长了0.5岁，骨龄从8.6岁到8.9岁，长了0.3岁，骨龄长速慢于年龄长速，身高从123.5cm长到128cm，长了4.5cm，预测身高从149.43cm提高到152.65cm，多长了3.22cm。多长的3.22cm就是保守联合治疗方案干预的效果。

很多家长发现孩子骨龄超前了就很着急，发现孩子骨龄落后了就一点都不担心了，不管是骨龄超前还是骨龄落后，还是需要看预测身高。

骨龄落后代表一定程度的发育迟缓，预测身高不一定就好。

余如山医生生长发育评估
专用报告单

用户编号：　　　　　　诊断时间：　　　　　　　　　　诊断医生：余如山

档案信息　　　　　　　　　　　　　　　　根据行业标准《中华05》测评分析

姓名：　　　　　　性别：女　　　　　　出生日期：2012-06-20

身高：128cm　　　　体重：31kg　　　　拍片日期：2021-09-04

父高：172cm　　　　母高：155cm　　　期望身高：165cm

评测结果

骨龄：8.9岁　　　　　　年龄：9.2岁　　　　　　骨龄和年龄差：-0.30年

骨龄身高：128cm；10-25th　　年龄身高：128cm；10-25th　　遗传身高：157.50cm；25-50th

体重：31kg；50-75th　　BMI：18.92；90-97th　　预测身高和遗传身高差：-4.85cm

半年预测身高：131.02cm　　剩余有效干预时间：3.60年　　预测身高和期望身高差：-12.35cm

预测身高：152.65±3cm　　3rd-10th

预测身高趋势图

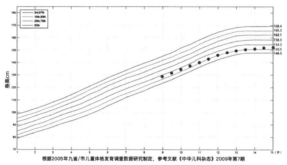

根据2005年九省/市儿童体格发育调查数据研究制定，参考文献《中华儿科杂志》2009年第7期

纵向评估

时间	年龄	骨龄	龄差	身高(cm)	骨龄年长速(cm)	预测身高(半年)	预测身高(成年)
21-2-23	8.7	8.6	-0.10	123.5	0	126.49	149.43
21-9-4	9.2	8.9	-0.30	128	15.00	131.02	152.65

结果只体现拍片时生长发育情况，仅供临床参考。骨龄和预测身高受生长发育情况影响会有波动，建议半年复查一次骨龄，做好骨龄和身高纵向监测。

案例 8：

沈某，男，2020 年 9 月 12 日初诊，身高 124.3cm。

骨龄测评显示：年龄 8.5 岁，骨龄 9.6 岁，龄差 1.1 岁，预测身高 160.8cm。

2021 年 2 月 17 日二诊，身高 130.3cm。

骨龄测评显示：年龄 8.9 岁，骨龄 10.3 岁，龄差 1.4 岁，预测身高 163.65cm。

2021 年 9 月 1 日三诊，身高 134.6cm。

余如山医生生长发育评估
专用报告单

用户编号：	诊断时间：	诊断医生：余如山

根据行业标准《中华05》测评分析

档案信息

姓名：	性别：男	出生日期：2012-03-22
身高：134.6cm	体重：33kg	拍片日期：2021-09-01
父高：172cm	母高：158cm	期望身高：165cm

评测结果

骨龄：11.1岁	年龄：9.5岁	骨龄和年龄差：1.60年
骨龄身高：134.6cm; 3rd-10th	年龄身高：134.6cm; 25-50th	遗传身高：171.00cm; 25-50th
体重：33kg; 50-75th	BMI：18.21; 75-90th	预测身高和遗传身高差：-7.77cm
半年预测身高：137.59cm	剩余有效干预时间：3.40年	预测身高和期望身高差：-1.77cm
预测身高：163.23±3cm　3rd-10th		

预测身高趋势图

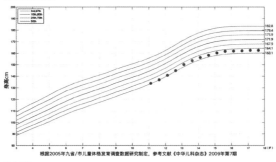

根据2005年九省/市儿童体格发育调查数据研究制定，参考文献《中华儿科杂志》2009年第7期

纵向评估

时间	年龄	骨龄	龄差	身高(cm)	骨龄年长速(cm)	预测身高(半年)	预测身高(成年)
20-9-12	8.5	9.6	1.10	124.3	0	126.95	160.80
21-2-17	8.9	10.3	1.40	130.3	8.57	133.13	163.65
21-9-1	9.5	11.1	1.60	134.6	5.37	137.59	163.23

结果只体现拍片时生长发育情况，仅供临床参考。骨龄和预测身高受生长发育情况影响会有波动，建议半年复查一次骨龄，做好骨龄和身高纵向监测。

骨龄测评显示：年龄 9.5 岁，骨龄 11.1 岁，龄差 1.6 岁，预测身高 163.23cm。

保守联合治疗方案干预 0.5 年，年龄从 8.5 岁到 8.9 岁，长了 0.4 岁，骨龄从 9.6 岁到 10.3 岁，长了 0.7 岁，骨龄长速快于年龄长速，身高从 124.3cm 长到 130.3cm，长了 6cm，预测身高从 160.8cm 提高到 163.65cm，多长了 2.85cm，多长的 2.85cm 就是保守联合治疗方案干预的效果。

又过了半年，复查，结果预测身高又低了 0.42cm，但还是在平均提高 2 ～ 3cm 的区间内，这也属于正常。出现这种情况原因比较多，因为孩子到青春期了，这个时间段是孩子骨龄飞速增长的时期，再加上孩子懈怠了，导致预测身高降低。

　　青春期非常容易造成孩子骨龄疯长，骨龄疯长之后，如果身高没有跟上，那么预测身高也就会下降。青春期是孩子发育最重要的时期，家长一定要监督到位，要狠下心对孩子严格要求，以免将来后悔！

案例9：

陈某，女，2021年5月12日初诊，身高144cm。

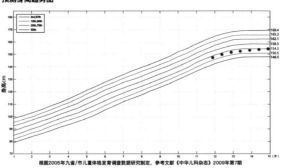

余如山医生生长发育评估
专用报告单

用户编号：	诊断时间：	诊断医生：余如山

根据行业标准《中华05》测评分析

档案信息

姓名：	姓别：女	出生日期：2010-02-13
身高：147cm	体重：42kg	拍片日期：2021-10-12
父高：173cm	母高：152cm	期望身高：165cm

评测结果

骨龄：11.8岁	年龄：11.7岁	骨龄和年龄差：0.10年
骨龄身高：147cm；25-50th	年龄身高：147cm；25-50th	遗传身高：156.50cm；10-25th
体重：42kg；50-75th	BMI：19.44；75-90th	预测身高和遗传身高差：-1.70cm
半年预测身高：149.52cm	剩余有效干预时间：0.70年	预测身高和期望身高差：-10.2cm
预测身高：154.80±3cm　10-25th		

预测身高趋势图

纵向评估

时间	年龄	骨龄	龄差	身高(cm)	骨龄年长速(cm)	预测身高(半年)	预测身高(成年)
21-5-12	11.2	11.6	0.40	144	0	146.92	153.04
21-10-12	11.7	11.8	0.10	147	15.00	149.52	154.80

　　结果只体现拍片时生长发育情况，仅供临床参考。骨龄和预测身高受生长发育情况影响会有波动，建议半年复查一次骨龄，做好骨龄和身高纵向监测。

骨龄测评显示：年龄 11.2 岁，骨龄 11.6 岁，龄差 0.4 岁，预测身高153.04cm。

2021 年 10 月 12 日二诊，身高 147cm。

骨龄测评显示：年龄 11.7 岁，骨龄 11.8 岁，龄差 0.1 岁，预测身高154.8cm。

保守联合治疗方案干预 5 个月，年龄从 11.2 岁到 11.7 岁，长了 0.5 岁，骨龄从 11.6 岁到 11.8 岁，长了 0.2 岁，龄差减小了 0.3 岁，身高从 144cm长到 147cm，长了 3cm，预测身高从 153.04cm 提高到 154.8cm，多长了1.76cm。多长的 1.76cm 就是保守联合治疗方案干预的效果。

这位家长之前带着孩子去某三甲医院找专家测评说骨龄 14 岁，但余医生说骨龄为 11.8 岁，误差 2.2 岁！骨龄测评跨度在 1 ～ 2 岁的测评结果不可取，在孩子干预的时间本就不多的情况下，要抓紧时间进行干预！

案例 10：

王某，女，2021 年 1 月 1 日初诊，身高 155cm。

骨龄测评显示：年龄 11.2 岁，骨龄 13.1 岁，龄差 1.9 岁，预测身高158.29cm。

2021 年 10 月 10 日二诊，身高 157.7cm。

骨龄测评显示：年龄 12 岁，骨龄 13.3 岁，龄差 1.3 岁，预测身高160.64cm。

保守联合治疗方案干预 9 个月，年龄从 11.2 岁到 12 岁，长了 0.8 岁，骨龄从 13.1 岁到 13.3 岁，长了 0.2 岁，龄差减小了 0.6 岁，身高从 155cm 长到 157.7cm，长了 2.7cm，预测身高从 158.29cm 提高到 160.64cm，多长了2.35cm。多长的 2.35cm 就是保守联合治疗方案干预的效果。

在孩子骨龄超前的这种情况下，打生长激素已经没有必要了，可以继续用保守联合治疗方案进行干预，延缓骨龄的生长，使预测身高能再突破。

余如山医生生长发育评估
专用报告单

用户编号： 诊断时间： 诊断医生：余如山

根据行业标准《中华05》测评分析

档案信息

姓名：	姓别：女	出生日期：2009-10-08
身高：157.7cm	体重：45kg	拍片日期：2021-10-10
父高：174cm	母高：161cm	期望身高：165cm

评测结果

骨龄：13.3岁	年龄：12岁	骨龄和年龄差：1.30年
骨龄身高：157.7cm；50-75th	年龄身高：157.7cm；75-90th	遗传身高：161.50cm；50-75th
体重：45kg；50-75th	BMI：18.09；50-75th	预测身高和遗传身高差：-0.86cm
半年预测身高：158.50cm	剩余有效干预时间：-0.80年	预测身高和期望身高差：-4.36cm
预测身高：160.64±2cm 50-75th		

预测身高趋势图

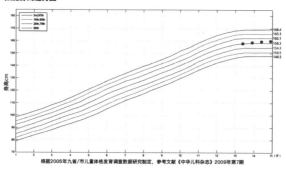

根据2005年九省/市儿童体格发育调查数据研究制定，参考文献《中华儿科杂志》2009年第7期

纵向评估

时间	年龄	骨龄	龄差	身高(cm)	骨龄年长速(cm)	预测身高(半年)	预测身高(成年)
21-1-1	11.2	13.1	1.90	155	0	155.87	158.29
21-10-10	12	13.3	1.30	157.7	13.50	158.50	160.64

结果只体现拍片时生长发育情况，仅供临床参考。骨龄和预测身高受生长发育情况影响会有波动，建议半年复查一次骨龄，做好骨龄和身高纵向监测。

二、不干预预测身高基本不变

案例1：

应某，男，2020年8月18日初诊，身高127cm。

骨龄测评显示：年龄8.2岁，骨龄10.3岁，龄差2.1岁，预测身高159.51cm。

2021年7月27日二诊，身高131.5cm。

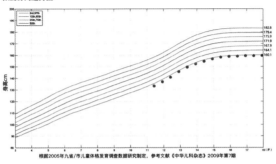

余如山医生生长发育评估
专用报告单

| 用户编号： | 诊断时间： | 诊断医生：余如山 |

档案信息　　　　　　　　　　　根据行业标准《中华05》测评分析

姓名：　　　　　　　　性别：男　　　　　出生日期：2012-06-16

身高：134cm　　　　　　体重：31kg　　　　拍片日期：2022-02-16

父高：166cm　　　　　　母高：164cm　　　期望身高：165cm

评测结果

骨龄：11.4岁　　　　　　年龄：9.7岁　　　　骨龄和年龄差：1.70年

骨龄身高：134cm；3rd　　年龄身高：134cm；10-25th　遗传身高：171.00cm；25-50th

体重：31kg；25-50th　　　BMI：17.26；50-75th　预测身高和遗传身高差：-10.73cm

半年预测身高：137.61cm　剩余有效干预时间：3.10年　预测身高和期望身高差：-4.73cm

预测身高：160.27±3cm　　3rd

预测身高趋势图

纵向评估

时间	年龄	骨龄	龄差	身高(cm)	骨龄年长速(cm)	预测身高(半年)	预测身高(成年)
20-8-18	8.2	10.3	2.10	127	0	129.76	159.51
21-7-27	9.1	10.8	1.70	131.5	9.00	134.52	161.65
22-2-16	9.7	11.4	1.70	134	4.17	137.61	160.27

　　结果只体现拍片时生长发育情况，仅供临床参考。骨龄和预测身高受生长发育情况影响会有波动，建议半年复查一次骨龄，做好骨龄和身高纵向监测。

　　骨龄测评显示：年龄 9.1 岁，骨龄 10.8 岁，龄差 1.7 岁，预测身高 161.65cm。

　　2022 年 2 月 16 日三诊，身高 134cm。

　　骨龄测评显示：年龄 9.7 岁，骨龄 11.4 岁，龄差 1.7 岁，预测身高 160.27cm。

　　孩子在外院测评骨龄正常，所以没有干预，18 个月后，年龄从 8.2 岁到 9.7 岁，长了 1.5 岁，骨龄从 10.3 岁到 11.4 岁，长了 1.1 岁，龄差从 2.1 岁减小到 1.7 岁，身高从 127cm 长到 134cm，长了 7cm，预测身高从 159.51cm 增加到 160.27cm，只多了 0.76cm。

光看身高就知道受损了，8 岁的男孩子，身高 130cm 以上才算达到标准，9 岁的孩子更是要超过 135.4cm 以上才是达标的。

TW3 图谱法并不能精确测出孩子骨龄，有时会因为误差而导致错过最佳的干预时间，骨龄测评要认准《中华 05》计分法！

案例 2：

容某，女，2021 年 1 月 16 日初诊，身高 133cm。

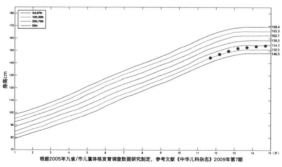

余如山医生生长发育评估
专用报告单

用户编号：202210136600	诊断时间：2023-05-17 13:53:54	诊断医生：余如山

档案信息　　　　　　　　　　　　　　　根据行业标准《中华05》测评分析

姓名：测试	性别：女	出生日期：2013-07-15
身高：143.9cm;	体重：34kg	拍片日期：2022-01-23
父高：169cm	母高：161cm	期望身高：165cm

评测结果

骨龄：11.6岁	年龄：8.5岁	骨龄和年龄差：3.10年
骨龄身高：143.9cm; 10-25th	年龄身高：143.9cm; 97th	遗传身高：159.00cm; 25-50th
体重：34kg; 90-97th	BMI: 16.42; 75-90th	预测身高和遗传身高差：-4.10cm
半年预测身高：146.67cm	剩余有效干预时间：0.90年	预测身高和期望身高差：-10.1cm
预测身高：154.90±3cm 10-25th		

预测身高趋势图

根据2005年九省/市儿童体格发育调查数据研究制定，参考文献《中华儿科杂志》2009年第7期

纵向评估

时间	年龄	骨龄	龄差	身高(cm)	骨龄年长速(cm)	预测身高(半年)	预测身高(成年)
21-1-16	7.5	9.9	2.40	133	4.11	136.31	154.78
22-1-23	8.5	11.6	3.10	143.9	6.41	146.67	154.90

结果只体现拍片时生长发育情况，仅供临床参考。骨龄和预测身高受生长发育情况影响会有波动，建议半年复查一次骨龄，做好骨龄和身高纵向监测。

骨龄测评显示：年龄 7.5 岁，骨龄 9.9 岁，龄差 2.4 岁，预测身高 154.78cm。

2022 年 1 月 23 日二诊，身高 143.9cm。

骨龄测评显示：年龄 8.5 岁，骨龄 11.6 岁，龄差 3.1 岁，预测身高 154.90cm。

因为初诊预测身高 154.78cm，家长还满意，所以没有干预，12 个月以后，年龄从 7.5 岁到 8.5 岁，长了 1 岁，骨龄从 9.9 岁到 11.6 岁，长了 1.7 岁，龄差从 2.4 岁增加到 3.1 岁，身高从 133cm 长到 143.9cm，长了 11.9cm，预测身高从 154.78cm 增加到 154.9cm，只多了 0.12cm。

青春期的孩子，基本都是这种情况，身高看起来长了很多，其实不然！家长觉得孩子 1 年长了 10.9cm 很高兴，但其实在医生眼里，这 10.9cm 用了 1.7 年还是差一些。身高一定要看一个骨龄年长多少，最重要的是要看预测身高有没有提高！

案例 3：

贺某，女，2020 年 5 月 19 日初诊，身高 133.7cm。

骨龄测评显示：年龄 8.3 岁，骨龄 9.7 岁，龄差 1.4 岁，预测身高 157.22cm。

2021 年 8 月 16 日二诊，身高 142cm。

骨龄测评显示：年龄 9.5 岁，骨龄 10.9 岁，龄差 1.4 岁，预测身高 157.52cm。

2022 年 1 月 19 日三诊，身高 145.1cm。

骨龄测评显示：年龄 9.9 岁，骨龄 11.2 岁，龄差 1.3 岁，预测身高 158.8cm。

孩子初诊预测身高 157.22cm，家长比较满意，所以没有让孩子干预。20 个月以后，孩子年龄从 8.3 岁到 9.9 岁，长了 1.6 岁，骨龄从 9.7 岁到 11.2 岁，长了 1.5 岁，龄差从 1.4 岁减小到 1.3 岁，身高从 133.7cm 长到 145.1cm，长了 11.4cm，预测身高从 157.22cm 增加到 158.80cm，只多了 1.58cm。自然生长 1.5 年后的预测结果和初诊时的预测结果差不多。

如果家长觉得身高不能拖了，要进行干预，其实也还来得及，还有 1.3 个骨龄年的时间，突破 160cm 没有问题。

余如山医生生长发育评估
专用报告单

用户编号： 诊断时间：   诊断医生：余如山

档案信息

根据行业标准《中华05》测评分析

姓名：	姓别：女	出生日期：2012-02-12
身高：145.1cm	体重：36.2kg	拍片日期：2022-01-19
父高：175cm	母高：154cm	期望身高：165cm

评测结果

骨龄：11.2岁	年龄：9.9岁	骨龄和年龄差：1.30年
骨龄身高：145.1cm；25-50th	年龄身高：145.1cm；75-90th	遗传身高：158.50cm；25-50th
体重：36.2kg；75-90th	BMI：17.19；50-75th	预测身高和遗传身高差：0.30cm
半年预测身高：148.13cm	剩余有效干预时间：1.30年	预测身高和期望身高差：-6.2cm
预测身高：158.80±3cm 25-50th		

预测身高趋势图

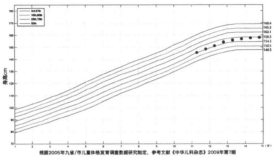

根据2005年九省/市儿童体格发育数据研究制定，参考文献《中华儿科杂志》2009年第7期

纵向评估

时间	年龄	骨龄	龄差	身高(cm)	骨龄年长速(cm)	预测身高(半年)	预测身高(成年)
20-5-19	8.3	9.7	1.40	133.7	0	137.11	157.22
21-8-16	9.5	10.9	1.40	142	6.92	145.15	157.52
22-1-19	9.9	11.2	1.30	145.1	10.33	148.13	158.80

　　结果只体现拍片时生长发育情况，仅供临床参考。骨龄和预测身高受生长发育情况影响会有波动，建议半年复查一次骨龄，做好骨龄和身高纵向监测。

案例4：

莫某，女，2021年2月13日初诊，身高131.6cm。

骨龄测评显示：年龄7.6岁，骨龄7.3岁，龄差0.3岁，预测身高169.89cm。

2021年8月17日二诊，身高136.2cm。

骨龄测评显示：年龄8.1岁，骨龄8岁，龄差0.1岁，预测身高169.74cm。

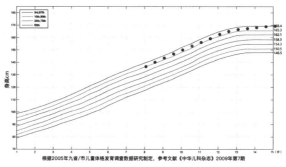

余如山医生生长发育评估
专用报告单

用户编号：	诊断时间：	诊断医生：余如山

根据行业标准《中华05》测评分析

档案信息

姓名：	姓别：女	出生日期：2013-07-06
身高：136.2cm	体重：30kg	拍片日期：2021-08-17
父高：181cm	母高：158cm	期望身高：165cm

评测结果

骨龄：8岁	年龄：8.1岁	骨龄和年龄差：-0.10年
骨龄身高：136.2cm；90-97th	年龄身高：136.2cm；90-97th	遗传身高：163.50cm；50-75th
体重：30kg；75-90th	BMI：16.17；75-90th	预测身高和遗传身高差：6.24cm
半年预测身高：139.61cm	剩余有效干预时间：4.50年	预测身高和期望身高差：4.74cm
预测身高：169.74±3cm　90-97th		

预测身高趋势图

根据2005年九省/市儿童体格发育调查数据研究制定，参考文献《中华儿科杂志》2009年第7期

纵向评估

时间	年龄	骨龄	龄差	身高(cm)	骨龄年长速(cm)	预测身高(半年)	预测身高(成年)
21-2-13	7.6	7.3	-0.30	131.6	6.57	134.96	169.89
21-8-17	8.1	8	-0.10	136.2	6.57	139.61	169.74

结果只体现拍片时生长发育情况，仅供临床参考。骨龄和预测身高受生长发育情况影响会有波动，建议半年复查一次骨龄，做好骨龄和身高纵向监测。

　　初诊时，预测身高169.89cm，超过了遗传身高，家长还比较满意，所以没有让孩子干预。6个月以后，年龄从7.6岁到8.1岁，长了0.5岁，骨龄从7.3岁到8岁，长了0.7岁，龄差从0.3岁减小到0.1岁，身高从131.6cm长到136.2cm，长了4.6cm，预测身高从169.89cm降低到169.74cm，少了0.15cm。

　　达到理想身高后，孩子每半年或者一年应复查一次骨龄，如果预测身高没有太大变动，就不需要进行系统性干预。

案例 5：

莫某，男，2021 年 7 月 30 日初诊，身高 147.1cm。

骨龄测评显示：年龄 11.1 岁，骨龄 11.6 岁，龄差 0.5 岁，预测身高 170.1cm。

2021 年 11 月 30 日二诊，身高 151.1cm。

骨龄测评显示：年龄 11.4 岁，骨龄 12.3 岁，龄差 0.9 岁，预测身高 169cm。

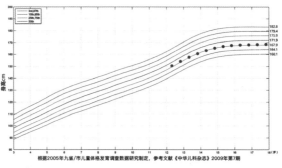

余如山医生生长发育评估
专用报告单

用户编号：	诊断时间：	诊断医生：余如山

档案信息　　　　　　　　　　　　　根据行业标准《中华05》测评分析

姓名	姓别：男	出生日期：2010-07-10
身高：151.1cm	体重：39kg	拍片日期：2021-11-30
父高：161cm	母高：152cm	期望身高：175cm

评测结果

骨龄：12.3岁	年龄：11.4岁	骨龄和年龄差：0.90年
骨龄身高：151.1cm；25-50th	年龄身高：151.1cm；50-75th	遗传身高：162.50cm；3rd-10th
体重：39kg；25-50th	BMI：17.08；25-50th	预测身高和遗传身高差：6.50cm
半年预测身高：154.72cm	剩余有效干预时间：2.20年	预测身高和期望身高差：-6cm
预测身高：169.00±3cm　25-50th		

预测身高趋势图

根据2005年九省/市儿童体格发育调查数据研究制定，参考文献《中华儿科杂志》2009年第7期

纵向评估

时间	年龄	骨龄	龄差	身高(cm)	骨龄年长速(cm)	预测身高(半年)	预测身高(成年)
21-7-30	11.1	11.6	0.50	147.1	0	150.60	170.10
21-11-30	11.4	12.3	0.90	151.1	5.71	154.72	169.00

结果只体现拍片时生长发育情况，仅供临床参考。骨龄和预测身高受生长发育情况影响会有波动，建议半年复查一次骨龄，做好骨龄和身高纵向监测。

初诊时，预测身高 170.1cm，超过了遗传身高，家长还比较满意，所以没有让孩子干预。4 个月以后，年龄从 11.1 岁到 11.4 岁，长了 0.3 岁，骨龄从 11.6 岁到 12.3 岁，长了 0.7 岁，龄差从 0.5 岁增加到 0.9 岁，身高从 147.1cm 长到 151.1cm，长了 4cm，预测身高从 170.1cm 降低到 169cm，少了 1.1cm。

家长看到这个情况决定打针了，干预时间还剩 2.2 年，来得及！青春期时段，骨龄是很容易猛长的，还是要进行干预。所以，长得好不好，一定要看骨测评前后纵向监测对比评估！

三、不干预预测身高下降

案例 1：

张某，男，2021 年 7 月 28 日初诊，身高 160cm。

骨龄测评显示：年龄 13.7 岁，骨龄 13.9 岁，龄差 0.2 岁，预测身高 167.12cm。

2022 年 2 月 12 日二诊，身高 162cm。

骨龄测评显示：年龄 14.3 岁，骨龄 15 岁，龄差 0.7 岁，预测身高 164.48cm。

孩子首次就诊预测身高 167.12cm，家长还比较满意，所以没有干预。7 个月以后，年龄从 13.7 岁到 14.3 岁，长了 0.6 岁，骨龄从 13.9 岁到 15 岁，长了 1.1 岁，龄差从 0.2 岁增加到 0.7 岁，身高从 160cm 长到 162cm，长了 2cm，预测身高从 167.12cm 降低到 164.48cm，少了 2.64cm。

半年时间，身高只长了 2cm，骨龄跑速超过年龄跑速整整一倍，预测成年身高也降低了 2.64cm。其实没有什么所谓的"突增期"，只是孩子在青春期时间段内，生长速度会变快，导致骨龄长速变快，从而身高变高。半年时间跑了一年的骨龄，就算你一年长 8cm，那也是透支了 2 年的时间。所以，在"突增期"内控制好骨龄尤为重要。

余如山医生生长发育评估
专用报告单

用户编号：　　　　　　诊断时间：　　　　　　诊断医生：余如山

档案信息　　　　　　　　　　　根据行业标准《中华05》测评分析

姓名：　　　　　　　　　性别：男　　　　　　出生日期：2007-11-10

身高：162cm　　　　　　体重：59kg　　　　　拍片日期：2022-02-12

父：172cm　　　　　　　母高：152cm　　　　期望身高：175cm

评测结果

骨龄：15岁　　　　　　　年龄：14.3岁　　　　骨龄和年龄差：0.70年

骨龄身高：162cm；10-25th　　年龄身高：162cm；10-25th　　遗传身高：168.00cm；10-25th

体重：59kg；50-75th　　　BMI：22.48；90-97th　　预测身高和遗传身高差：-3.52cm

半年预测身高：163.15cm　　剩余有效干预时间：-0.50年　　预测身高和期望身高差：-10.52cm

预测身高：164.48±2cm　　3rd-10th

预测身高趋势图

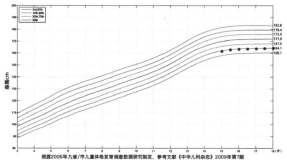

根据2005年九省/市儿童体格发育调查数据研究制定，参考文献《中华儿科杂志》2009年第7期

纵向评估

时间	年龄	骨龄	龄差	身高(cm)	骨龄年长速(cm)	预测身高(半年)	预测身高(成年)
21-7-28	13.7	13.9	0.20	160	0	162.44	167.12
22-2-12	14.3	15	0.70	162	1.82	163.15	164.48

结果只体现拍片时生长发育情况，仅供临床参考。骨龄和预测身高受生长发育情况影响会有波动，建议半年复查一次骨龄，做好骨龄和身高纵向监测。

案例2：

唐某，女，2021年8月28日初诊，身高135cm。

骨龄测评显示：年龄10岁，骨龄8.2岁，龄差1.8岁，预测身高163.74cm。

2022年2月10日二诊，身高137cm。

骨龄测评显示：年龄10.5岁，骨龄8.9岁，龄差1.6岁，预测身高162.51cm。

孩子首次就诊预测身高163.74cm，家长比较满意，所以没有让孩子干预。

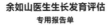

余如山医生生长发育评估
专用报告单

用户编号：	诊断时间：	诊断医生：余如山

档案信息　　　　　　　　　　　　　　　　根据行业标准《中华05》测评分析

姓名：	姓别：女	出生日期：2011-08-28
身高：137cm	体重：38kg	拍片日期：2022-02-10
父高：168cm	母高：160cm	期望身高：165cm

评测结果

骨龄：8.9岁	年龄：10.5岁	骨龄和年龄差：-1.60年
骨龄身高：137cm；50-75th	年龄身高：137cm；10-25th	遗传身高：158.00cm；25-50th
体重：38kg；50-75th	BMI：20.25；90-97th	预测身高和遗传身高差：4.51cm
半年预测身高：139.68cm	剩余有效干预时间：3.60年	预测身高和期望身高差：-2.49cm
预测身高：162.51±3cm 50-75th		

预测身高趋势图

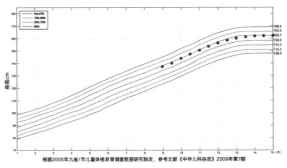

根据2005年九省/市儿童体格发育调查数据研究制定，参考文献《中华儿科杂志》2009年第7期

纵向评估

时间	年龄	骨龄	龄差	身高(cm)	骨龄年长速(cm)	预测身高(半年)	预测身高(成年)
21-8-28	10	8.2	-1.80	135	0	137.16	163.74
22-2-10	10.5	8.9	-1.60	137	2.86	139.68	162.51

结果只体现拍片时生长发育情况，仅供临床参考。骨龄和预测身高受生长发育情况影响会有波动，建议半年复查一次骨龄，做好骨龄和身高纵向监测。

6个月以后，年龄从10岁到10.5岁，长了0.5岁，骨龄从8.2岁到8.9岁，长了0.7岁，龄差从1.8岁减小到1.6岁，身高从135cm长到137cm，长了2cm，预测身高从163.74cm降低到162.51cm，少了1.23cm。

一般来说，骨龄落后2年左右的孩子，会在某个时间段跑骨（骨龄增长速度特别迅速），从而导致身高受损。

案例3：

华某，男，2021年9月3日初诊，身高151.4cm。

骨龄测评显示：年龄 10.6 岁，骨龄 11.9 岁，龄差 1.3 岁，预测身高 176.33cm。

2021 年 12 月 25 日二诊，身高 154cm。

骨龄测评显示：年龄 11 岁，骨龄 12.5 岁，龄差 1.5 岁，预测身高 173.36cm。

孩子首次就诊预测身高 176.33cm，家长还比较满意，所以没有让孩子干预。3 个月以后，年龄从 10.6 岁到 11 岁，长了 0.4 岁，骨龄从 11.9 岁到 12.5 岁，长了 0.6 岁，龄差从 1.3 岁增加到 1.5 岁，身高从 151.4cm 长到 154cm，

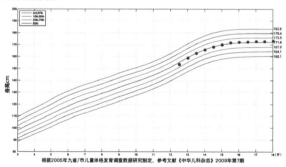

余如山医生生长发育评估
专用报告单

用户编号：	诊断时间：	诊断医生：余如山

档案信息

根据行业标准《中华05》测评分析

姓名：	性别：男	出生日期：2011-01-05
身高：154cm	体重：39kg	拍片日期：2021-12-25
父高：178cm	母高：157cm	期望身高：175cm

评测结果

骨龄：12.5岁	年龄：11岁	骨龄和年龄差：1.50年
骨龄身高：154cm；25-50th	年龄身高：154cm；90th	遗传身高：173.50cm；50-75th
体重：39kg；50-75th	BMI：16.44；10-25th	预测身高和遗传身高差：-0.14cm
半年预测身高：159.13cm	剩余有效干预时间：2.00年	预测身高和期望身高差：-1.64cm
预测身高：173.36±3cm　50-75th		

预测身高趋势图

根据2005年九省/市儿童体格发育调查数据研制定，参考文献《中华儿科杂志》2009年第7期

纵向评估

时间	年龄	骨龄	龄差	身高(cm)	骨龄年长速(cm)	预测身高(半年)	预测身高(成年)
21-9-3	10.6	11.9	1.30	151.4	0	155.54	176.33
21-12-25	11	12.5	1.50	154	4.33	159.13	173.36

结果只体现拍片时生长发育情况，仅供临床参考。骨龄和预测身高受生长发育情况影响会有波动，建议半年复查一次骨龄，做好骨龄和身高纵向监测。

长了 2.6cm，预测身高从 176.33cm 降低到 173.36cm，少了 2.97cm。

　　家长们不要以为预测身高达到自己期望孩子长到的身高就可以了，还要预防青春期的发育问题，这个时间段骨龄的长速会远超之前，身高也会因此受损！

案例 4：

谢某，女，2021 年 5 月 3 日初诊，身高 123.5cm。

骨龄测评显示：年龄 7.6 岁，骨龄 7.2 岁，龄差 –0.4 岁，预测身高

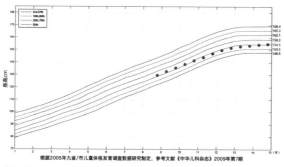

余如山医生生长发育评估
专用报告单

用户编号：　　　　　诊断时间：　　　　　诊断医生：余如山

档案信息　　　　　　　　　　　根据行业标准《中华05》测评分析

姓名：　　　　　姓别：女　　　　　出生日期：2013-09-26
身高：129cm　　　体重：24.5kg　　　拍片日期：2022-02-25
父高：167cm　　　母高：156cm　　　期望身高：165cm

评测结果

骨龄：8.7岁　　　　　年龄：8.4岁　　　　骨龄和年龄差：0.30年
骨龄身高：129cm；25-50th　年龄身高：129cm；25-50th　遗传身高：155.50cm；10-25th
体重：24.5kg;25-50th　BMI：14.72; 25-50th　预测身高和遗传身高差：-0.17cm
半年预测身高：132.09cm　剩余有效干预时间：3.80年　预测身高和期望身高差：-9.67cm
预测身高：155.33±3cm　10-25th

预测身高趋势图

根据2005年九省/市儿童体格发育调查研究制定，参考文献《中华儿科杂志》2009年第7期

纵向评估

时间	年龄	骨龄	龄差	身高(cm)	骨龄年长速(cm)	预测身高(半年)	预测身高(成年)
21-5-3	7.6	7.2	-0.40	123.5	0	126.67	160.26
22-2-25	8.4	8.7	0.30	129	3.67	132.09	155.33

　*结果只体现拍片时生长发育情况，仅供临床参考。骨龄和预测身高受生长发育情况影响会有波动，建议半年复查一次骨龄，做好骨龄和身高纵向监测。

160.26cm。

2022 年 2 月 25 日二诊，身高 129cm。

骨龄测评显示：年龄 8.4 岁，骨龄 8.7 岁，龄差 0.3 岁，预测身高 155.33cm。

孩子首次就诊预测身高 160.26cm，家长还比较满意，所以没有让孩子干预。9 个月以后，年龄从 7.6 岁到 8.4 岁，长了 0.8 岁，骨龄从 7.2 岁到 8.7 岁，长了 1.5 岁，龄差从 –0.4 岁增加到 0.3 岁，身高从 123.5cm 长到 129cm，长了 5.5cm，预测身高从 160.26cm 降低到 155.33cm，少了 4.93cm。

我问了家长一些问题，才发现原因：孩子经常拉肚子，要不然就是拉不出来，晚上还容易出汗，这些都是阴虚的症状。阴虚会导致骨龄生长速度过快，平时孩子有不良反应一定要及时反馈给医生，及时解决！

案例 5：

曾某，男，2020 年 8 月 8 日初诊，身高 145.5cm。

骨龄测评显示：年龄 9.8 岁，骨龄 11.1 岁，龄差 1.3 岁，预测身高 176.45cm。

2021 年 3 月 21 日二诊，身高 148.8cm。

骨龄测评显示：年龄 10.4 岁，骨龄 11.6 岁，龄差 1.2 岁，预测身高 176.53cm。

2021 年 7 月 10 日三诊，身高 151.4cm。

骨龄测评显示：年龄 10.7 岁，骨龄 12 岁，龄差 1.3 岁，预测身高 175.78cm。

2022 年 1 月 8 日四诊，身高 154.5cm。

骨龄测评显示：年龄 11.2 岁，骨龄 12.9 岁，龄差 1.7 岁，预测身高 169.35cm。

孩子首次就诊预测身高 176.45cm，家长还比较满意，所以没有干预。16 个月以后，年龄从 9.8 岁到 11.2 岁，长了 1.4 岁，骨龄从 11.1 岁到 12.9 岁，长了 1.8 岁，龄差从 1.3 岁增加到 1.7 岁，身高从 145.5cm 长到 154.5cm，长了 9cm，预测身高从 176.45cm 降低到 169.35cm，少了 7.1cm。

余如山医生生长发育评估
专用报告单

用户编号:	诊断时间:	诊断医生: 余如山

档案信息　　　　　　　　　　　　　　　　　根据行业标准《中华05》测评分析

姓名:	性别: 男	出生日期: 2010-10-23
身高: 154.5cm	体重: 45kg	拍片日期: 2022-01-06
父高: 173cm	母高: 161cm	期望身高: 175cm

评测结果

骨龄: 12.9岁	年龄: 11.2岁	骨龄和年龄差: 1.70年
骨龄身高: 154.5cm; 25-50th	年龄身高: 154.5cm; 75-90th	遗传身高: 173.00cm; 50-75th
体重: 45kg; 75-90th	BMI: 18.85; 50-75th	预测身高和遗传身高差: -3.65cm
半年预测身高: 158.58cm	剩余有效干预时间: 1.60年	预测身高和期望身高差: -5.65cm
预测身高: 169.35±3cm　25-50th		

预测身高趋势图

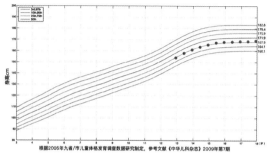

根据2005年九省/市儿童体格发育调查数据研制定，参考文献《中华儿科杂志》2009年第7期

纵向评估

时间	年龄	骨龄	龄差	身高(cm)	骨龄年长速(cm)	预测身高(半年)	预测身高(成年)
20-8-8	9.8	11.1	1.30	145.5	0	148.73	176.45
21-3-21	10.4	11.6	1.20	148.8	6.60	152.86	176.53
21-7-10	10.7	12	1.30	151.4	6.50	156.15	175.78
22-1-6	11.2	12.9	1.70	154.5	3.44	158.58	169.35

结果只体现拍片时生长发育情况，仅供临床参考。骨龄和预测身高受生长发育情况影响会有波动，建议半年复查一次骨龄，做好骨龄和身高纵向监测。

不要觉得预测身高超过遗传身高就稳了！青春期孩子在性激素的作用下，骨龄容易疯长！

如何预防这种情况？可以考虑中医滋阴降火延缓骨龄的干预手段，如清火贴、榸精膏，此外，还要进行体重管理。骨龄纵向监测很重要，可以及时发现问题，解决问题。

案例6：

郭某，男，2021年7月31日初诊，身高155cm。

骨龄测评显示：年龄 11.4 岁，骨龄 12.4 岁，龄差 1 岁，预测身高 175.72cm。

2022 年 1 月 3 日二诊，身高 159cm。

骨龄测评显示：年龄 11.8 岁，骨龄 13.4 岁，龄差 1.6 岁，预测身高 169.8cm。

孩子首次就诊，预测身高 175.72cm，家长还比较满意，所以没有让孩子干预。5 个月以后，年龄从 11.4 岁到 11.8 岁，长了 0.4 岁，骨龄从 12.4 岁到 13.4 岁，长了 1 岁，龄差从 1 岁增加到 1.6 岁，身高从 155cm 长到 159cm，

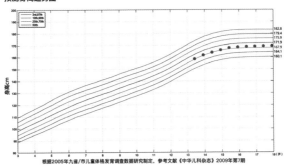

余如山医生生长发育评估
专用报告单

用户编号：	诊断时间：	诊断医生：余如山

档案信息　　　　　　　　　　　　　　　根据行业标准《中华05》测评分析

姓名：　　　　　　性别：男　　　　　　出生日期：2010-03-18
身高：159cm　　　　体重：52kg　　　　拍片日期：2022-01-03
父高：173cm　　　　母高：154cm　　　　期望身高：173cm

评测结果

骨龄：13.4岁　　　　年龄：11.8岁　　　　骨龄和年龄差：1.60年
骨龄身高：159cm；25-50th　　年龄身高：159cm；75-90th　　遗传身高：169.50cm；25-50th
体重：52kg；75-90th　　BMI：20.57；75-90th　　预测身高和遗传身高差：0.30cm
半年预测身高：162.06cm　　剩余有效干预时间：1.10年　　预测身高和期望身高差：-3.2cm
预测身高：169.80±2cm　25-50th

预测身高趋势图

根据2005年九省/市儿童体格发育调查数据研究制定，参考文献《中华儿科杂志》2009年第7期

纵向评估

时间	年龄	骨龄	龄差	身高(cm)	骨龄年长速(cm)	预测身高(半年)	预测身高(成年)
21-7-31	11.4	12.4	1.00	155	0	160.31	175.72
22-1-3	11.8	13.4	1.60	159	4.00	162.06	169.80

结果只体现拍片时生长发育情况，仅供临床参考。骨龄和预测身高受生长发育情况影响会有波动，建议半年复查一次骨龄，做好骨龄和身高纵向监测。

长了 4cm，预测身高从 175.72cm 降低到 169.8cm，少了 5.92cm。

又回到老问题，孩子在青春期骨龄突增！这个期间一定要多注意饮食、睡眠、运动，等等！

不要光看这个孩子 4 个月长了 4cm，他的骨龄长了整整 1 年。冬天的生长速度本身就慢，在冬天长得多的孩子大部分都是骨龄跑速大于年龄跑速的。

案例 7：

郑某，女，2021 年 8 月 6 日初诊，身高 135.8cm。

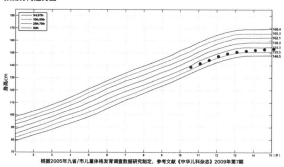

余如山医生生长发育评估
专用报告单

用户编号：　　　　诊断时间：　　　　诊断医生：余如山

档案信息　　　　　　　　根据行业标准《中华05》测评分析

姓名：　　　　姓别：女　　　　出生日期：2012-04-22
身高：138.3cm　　　　体重：28kg　　　　拍片日期：2022-01-06
父高：172cm　　　　母高：155cm　　　　期望身高：165cm

评测结果

骨龄：10.5岁　　　　年龄：9.7岁　　　　骨龄和年龄差：0.80年
骨龄身高：138.3cm；10-25th　　　　年龄身高：138.3cm；50-75th　　　　遗传身高：157.50cm；25-50th
体重：28kg；25-50th　　　　BMI：14.64；10-25th　　　　预测身高和遗传身高差：-3.92cm
半年预测身高：141.03cm　　　　剩余有效干预时间：2.00年　　　　预测身高和期望身高差：-11.42cm
预测身高：153.58±3cm　　　　3rd-10th

预测身高趋势图

根据2005年九省/市儿童体格发育调查数据研究制定，参考文献《中华儿科杂志》2009年第7期

纵向评估

时间	年龄	骨龄	龄差	身高(cm)	骨龄年长速(cm)	预测身高(半年)	预测身高(成年)
21-8-6	9.3	9.5	0.20	135.8	0	138.86	157.49
22-1-6	9.7	10.5	0.80	138.3	2.50	141.03	153.58

结果只体现拍片时生长发育情况，仅供临床参考。骨龄和预测身高受生长发育情况影响会有波动，建议半年复查一次骨龄，做好骨龄和身高纵向监测。

骨龄测评显示：年龄 9.3 岁，骨龄 9.5 岁，龄差 0.2 岁，预测身高 157.49cm。

2022 年 1 月 6 日二诊，身高 138.3cm。

骨龄测评显示：年龄 9.7 岁，骨龄 10.5 岁，龄差 0.8 岁，预测身高 153.58cm。

孩子首次就诊，预测身高 157.49cm，家长还比较满意，所以没有干预。4 个月以后，年龄从 9.3 岁到 9.7 岁，长了 0.4 岁，骨龄从 9.5 岁到 10.5 岁，长了 1 岁，龄差从 0.2 岁增加到 0.8 岁，身高从 135.8cm 长到 138.3cm，长了 2.5cm，预测身高从 157.49cm 降低到 153.58cm，少了 3.91cm。

女孩子在骨龄 9.5 岁左右进入青春期，骨龄突增为正常现象，因为没有加以干预，没有严格控制饮食、睡眠、运动，所以导致了预测身高下降。

案例 8：

张某，女，2021 年 4 月 10 日初诊，身高 122.5cm。

骨龄测评显示：年龄 6.4 岁，骨龄 8.2 岁，龄差 1.8 岁，预测身高 156.09cm。

2021 年 10 月 25 日二诊，身高 125.5cm。

骨龄测评显示：年龄 6.9 岁，骨龄 9.4 岁，龄差 2.5 岁，预测身高 149.90cm。

首次就诊，预测身高 156.09cm，家长不满意，采取了保守联合治疗方案。6 个月以后，年龄从 6.4 岁到 6.9 岁，长了 0.5 岁，骨龄从 8.2 岁到 9.4 岁，长了 1.2 岁，龄差从 1.8 岁增加到 2.5 岁，身高从 122.5cm 长到 125.5cm，长了 3cm，预测身高从 156.09cm 降低到 149.90cm，少了 6.19cm。

6 个月骨龄莫名其妙地跑了 1.2 岁！身高问题，还是要定期骨龄测评，做好纵向监测，早做保守联合治疗方案干预！

骨龄超前的情况比之前更严重了，询问得知，家长只是采取了保守联合治疗方案里的一小部分措施，所以保守联合治疗方案的干预一定要做全面，运动、营养、睡眠、食疗的膏方都要落实。如果只是落实单纯一个方面，作用也是较差的。女孩在 6 ～ 7 岁的时候身高跑速还是比较快的，不要耽搁了。

余如山医生生长发育评估
专用报告单

用户编号:	诊断时间:	诊断医生: 余如山

档案信息　　　　　　　　　　　　　　　　根据行业标准《中华05》测评分析

姓名	姓别: 女	出生日期: 2014-11-18
身高: 125.5cm	体重: 25kg	拍片日期: 2021-10-25
父高: 165cm	母高: 155cm	期望身高: 175cm

评测结果

骨龄: 9.4岁	年龄: 6.9岁	骨龄和年龄差: 2.50年
骨龄身高: 125.5cm; 3rd-10th	年龄身高: 125.5cm; 75-90th	遗传身高: 154.00cm; 10-25th
体重: 25kg; 75-90th	BMI: 15.87; 75-90th	预测身高和遗传身高差: -4.10cm
半年预测身高: 128.81cm	剩余有效干预时间: 3.10年	预测身高和期望身高差: -25.1cm
预测身高: 149.90±3cm　　3rd		

预测身高趋势图

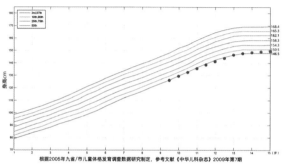

根据2005年九省/市儿童体格发育调查数据研究制定，参考文献《中华儿科杂志》2009年第7期

纵向评估

时间	年龄	骨龄	龄差	身高(cm)	骨龄年长速(cm)	预测身高(半年)	预测身高(成年)
21-4-10	6.4	8.2	1.80	122.5	0	125.89	156.09
21-10-25	6.9	9.4	2.50	125.5	2.50	128.81	149.90

结果只体现拍片时生长发育情况，仅供临床参考。骨龄和预测身高受生长发育情况影响会有波动，建议半年复查一次骨龄，做好骨龄和身高纵向监测。

案例 9：

张某，男，2021 年 9 月 3 日初诊，身高 151.4cm。

骨龄测评显示：年龄 10.6 岁，骨龄 11.9 岁，龄差 1.3 岁，预测身高 176.33cm。

2021 年 12 月 25 日二诊，身高 154cm。

骨龄测评显示：年龄 11 岁，骨龄 12.5 岁，龄差 1.5 岁，预测身高 173.36cm。

2022 年 3 月 19 日三诊，身高 159.5cm。

骨龄测评显示：年龄 11.2 岁，骨龄 13.1 岁，龄差 1.9 岁，预测身高 172.86cm。

　　孩子首次就诊，预测身高 176.33cm，家长还比较满意，所以没有干预。6 个月以后，年龄从 10.6 岁到 11.2 岁，长了 0.6 岁，骨龄从 11.9 岁到 13.1 岁，长了 1.2 岁，龄差从 1.3 岁增加到 1.9 岁，身高从 151.4cm 长到 159.5cm，长了 8.1cm，预测身高从 176.33cm 降低到 172.86cm，少了 3.47cm。

　　所以并不是第一次预测身高好就稳了，这个男孩子在第一次就诊的时候就已经快步入青春期了，青春期如果不注意，骨龄很容易疯长，身高也就跟着受损了。

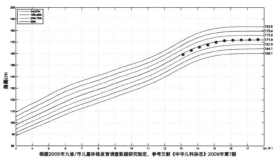

余如山医生生长发育评估
专用报告单

用户编号：	诊断时间：	诊断医生：余如山

档案信息　　　　　　　　　　　　　　　根据行业标准《中华05》测评分析

姓名：	姓别：男	出生日期：2011-01-11
身高：159.5cm	体重：42.5kg	拍片日期：2022-03-19
父高：179cm	母高：156cm	期望身高：175cm

评测结果

骨龄：13.1岁	年龄：11.2岁	骨龄和年龄差：1.90年
骨龄身高：159.5cm; 25-50th	年龄身高：159.5cm; 90-97th	遗传身高：173.50cm; 50-75th
体重：42.5kg;50-75th	BMI：16.71; 25-50th	预测身高和遗传身高差：-0.64cm
半年预测身高：163.22cm	剩余有效干预时间：1.40年	预测身高和期望身高差：-2.14cm
预测身高：172.86cm±2cm　50-75th		

预测身高趋势图

根据2005年九省/市儿童体格发育调查数据研究制定，参考文献《中华儿科杂志》2009年第7期

纵向评估

时间	年龄	骨龄	龄差	身高(cm)	骨龄年长速(cm)	预测身高(半年)	预测身高(成年)
21-9-3	10.6	11.9	1.30	151.4	0	155.54	176.33
21-12-25	11	12.5	1.50	154	4.33	159.13	173.36
22-3-19	11.2	13.1	1.90	159.5	9.17	163.22	172.86

　　结果只体现拍片时生长发育情况，仅供临床参考。骨龄和预测身高受生长发育情况影响会有波动，建议半年复查一次骨龄，做好骨龄和身高纵向监测。

四、其他案例解读

案例1：

张某，男，2021年10月16日初诊，身高162cm。

骨龄测评显示：年龄13.5岁，骨龄15岁，龄差1.5岁，预测身高164.94cm。

男孩子的最佳干预时间是在骨龄14.5岁之前，这个男孩骨龄已经15岁了，虽然身高还能干预，但是多长的空间很小了。

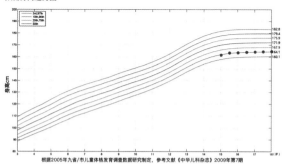

余如山医生生长发育评估
专用报告单

| 用户编号： | | 诊断时间 | | 诊断医生：余如山 |

档案信息

根据行业标准《中华05》测评分析

姓名：	姓别：男	出生日期：2008-04-10
身高：162cm	体重：70kg	拍片日期：2021-10-16
父高：173cm	母高：152cm	期望身高：175cm

评测结果

骨龄：15岁	年龄：13.5岁	骨龄和年龄差：1.50年
骨龄身高：162cm；10-25th	年龄身高：162cm；25-50th	遗传高：168.50cm；10-25th
体重：70kg；90-97th	BMI：26.67；97th	预测身高和遗传身高差：-3.56cm
半年预测身高：163.73cm	剩余有效干预时间：-0.50年	预测身高和期望身高差：-10.06cm
预测身高：164.94±2cm　10-25th		

预测身高趋势图

根据2005年九省/市儿童体格发育调查数据研制制定，参考文献《中华儿科杂志》2009年第7期

纵向评估

时间	年龄	骨龄	龄差	身高(cm)	骨龄年长速(cm)	预测身高(半年)	预测身高(成年)
21-10-16	13.5	15	1.50	162	0	163.73	164.94

结果只体现拍片时生长发育情况，仅供临床参考。骨龄和预测身高受生长发育情况影响会有波动，建议半年复查一次骨龄，做好骨龄和身高纵向监测。

"能长"是指现阶段身高到预测成年身高的差值。这个孩子现在 162cm，预测成年身高 164.94cm，按照现阶段生长趋势还能长 3cm 不到。

"多长"是指在预测成年身高 164.94cm 的基础上还能长多少。一般来说，男孩子 14.5 岁之前进行干预，每年可以多长 2～3cm，这个叫做多长，而不是当前身高的涨幅。并不是说之前身高一年长 6cm，现在一年长 10cm，多了 4cm，这个不叫多长！

切记！身高问题看骨龄，看预测成年身高能多长多少！

案例 2：

李某，男，2022 年 3 月 6 日初诊，身高 158cm。

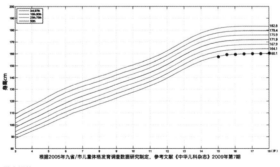

余如山医生生长发育评估
专用报告单

用户编号：	诊断时间：	诊断医生：余如山

档案信息

根据行业标准《中华05》测评分析

姓名：	性别：男	出生日期：2008-12-01
身高：158cm	体重：48kg	拍片日期：2022-03-06
父高：174cm	母高：154cm	期望身高：175cm

评测结果

骨龄：15岁	年龄：13.3岁	骨龄和年龄差：1.70年
骨龄身高：158cm；　3rd-10th	年龄身高：158cm；　25-50th	遗传身高：170.00cm；25-50th
体重：48kg；25-50th	BMI：19.23；50-75th	预测身高和遗传身高差：-9.14cm
半年预测身高：159.69cm	剩余有效干预时间：-0.50年	预测身高和期望身高差：-14.14cm
预测身高：160.86±2cm　3rd		

预测身高趋势图

根据2005年九省/市儿童体格发育数据研究制定，参考文献《中华儿科杂志》2009年第7期

纵向评估

时间	年龄	骨龄	龄差	身高(cm)	骨龄年长速(cm)	预测身高(半年)	预测身高(成年)
22-3-6	13.3	15	1.70	158	0	159.69	160.86

结果只体现拍片时生长发育情况，仅供临床参考。骨龄和预测身高受生长发育情况影响会有波动，建议半年复查一次骨龄，做好骨龄和身高纵向监测。

骨龄测评显示：年龄 13.3 岁，骨龄 15 岁，龄差 1.7 岁，预测身高 160.86cm。

骨龄已经超过了 14.5 岁，错过了最佳干预时机，保守联合治疗方案干预最多也只能多长 3cm。家长告诉我，她之前也一直关注着孩子的骨龄，一直都是落后 1 岁，她也不理解为什么这次测评会变成骨龄超前 1.7 岁。究其原因，还是骨龄测评所用的标准不同，测评骨龄常用的是 TW3 标准，而这种标准是针对白种人建立的，用在我们黄种人身上，就会出现"小的偏小，大的偏大"的问题。而我所用的标准是《中华 05》计分法，这是针对我们黄种人而建立的标准，目前也是我国的行业标准，精准度相对较高。

所以，骨龄测评一定要认准《中华 05》标准，避免测评骨龄时出现较大误差。

案例 3：

张某，男，2022 年 3 月 8 日初诊，身高 155.22cm。

骨龄测评显示：年龄 18.7 岁，骨龄 16.8 岁，龄差 1.9 岁，预测身高 155.44cm。

"晚长"，"晚发育"一直是一些家长的认知误区，的确有晚发育的孩子，但晚发育不是绝对的，不能抱有侥幸心理。因为相信孩子能晚发育而错过最佳干预时机的案例有很多。如果家长想要确定孩子的身高能不能长到家长和孩子期望的身高，就尽早带着孩子去测评骨龄！

这个孩子已经错过了最佳干预时机，要知道男孩在骨龄到达 14.5 岁之后，身高可干预的空间就变得很小，即使用上所有的干预方法也只能多长 1cm。询问得知，家长一直觉得孩子会是晚发育，导致的结果是孩子都已经上大学了，身高还是没有上去，而且骨骺线已经闭合了，家长才开始担心孩子的身高，遗憾的是现在担心已经太晚了。

所以，不要盲目相信自己的孩子会"晚长"，趁早带着孩子去做骨龄测评并认真干预才是孩子身高的"救命稻草"！

余如山医生生长发育评估

专用报告单

| 用户编号：　　　　　　诊断时间：　　　　　　　　诊断医生：余如山 |

档案信息　　　　　　　　　　　　　　根据行业标准《中华05》测评分析

| 姓名：　　　　　　　　性别：男　　　　　　　出生日期：2003-07-07 |
| 身高：155cm　　　　　　体重：55kg　　　　　　拍片日期：2022-03-08 |
| 父高：178cm　　　　　　母高：161cm　　　　　期望身高：175cm |

评测结果

| 骨龄：16.8岁　　　　　　年龄：18.7岁　　　　　　骨龄和年龄差：-1.90年 |
| 骨龄身高：155cm；　3rd　　年龄身高：155cm；　3rd　　遗传身高：175.50cm；　50-75th |
| 体重：55kg；　3rd　　　　BMI：22.89；3rd　　　　预测身高和遗传身高差：-20.06cm |
| 半年预测身高：155.22cm　　剩余有效干预时间：-2.30年　　预测身高和期望身高差：-19.56cm |
| 预测身高：155.44±1cm　　3rd |

预测身高趋势图

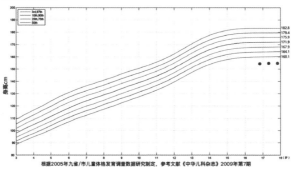

根据2005年九省/市儿童体格发育调查数据研究制定，参考文献《中华儿科杂志》2009年第7期

纵向评估

时间	年龄	骨龄	龄差	身高(cm)	骨龄年长速(cm)	预测身高(半年)	预测身高(成年)
22-3-8	18.7	16.8	-1.90	155	0	155.22	155.44

结果只体现拍片时生长发育情况，仅供临床参考。骨龄和预测身高受生长发育情况影响会有波动，建议半年复查一次骨龄，做好骨龄和身高纵向监测。

案例4：

黄某，女，2021年8月16日初诊，身高146.7cm。

骨龄测评显示：年龄9.3岁，骨龄11.5岁，龄差2.2岁，预测身高158.53cm。

孩子骨龄超前2.2年，体重超过标准体重很多，是个达到97th的"小胖子"，预测身高比遗传身高152cm多了6.53cm，但按照外院的TW3测评法，结果是骨龄12岁多，预测身高只有153cm。

显而易见，这个孩子的骨龄超前了。但身高受损了吗？没有。

所以骨龄超前不一定身高就会受损，关键看预测身高！

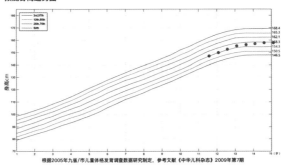

余如山医生生长发育评估
专用报告单

| 用户编号：　　　　　诊断时间：　　　　　　　　诊断医生：余如山 |

根据行业标准《中华05》测评分析

档案信息

姓名：　　　　　　性别：女　　　　　　出生日期：2012-04-23

身高：146.7cm　　　体重：45kg　　　　　拍片日期：2021-08-16

父高：164cm　　　　母高：152cm　　　　期望身高：165cm

评测结果

骨龄：11.5岁　　　　　年龄：9.3岁　　　　　　骨龄和年龄差：2.20年

骨龄身高：146.7cm；25-50th　　年龄身高：146.7cm；90-97th　　遗传身高：152.00cm；3rd-10th

体重：45kg；97th　　　BMI：20.91；97th　　　　预测身高和遗传身高差：6.53cm

半年预测身高：149.59cm　　剩余有效干预时间：1.00年　　预测身高和期望身高差：-6.47cm

预测身高：158.53±3cm　　25-50th

预测身高趋势图

根据2005年九省/市儿童体格发育调查数据研究制定，参考文献《中华儿科杂志》2009年第7期

纵向评估

时间	年龄	骨龄	龄差	身高(cm)	骨龄年长速(cm)	预测身高(半年)	预测身高(成年)
21-8-16	9.3	11.5	2.20	146.7	0	149.59	158.53

结果只体现拍片时生长发育情况，仅供临床参考。骨龄和预测身高受生长发育情况影响会有波动，建议半年复查一次骨龄，做好骨龄和身高纵向监测。

这里有三个常见知识。

1. 中国孩子要用黄种人自己的骨龄测评标准——《中华05》。

2. 骨龄超前性早熟不是一定要打抑制针，哪怕超过2～3岁，关键看预测身高。

3. 肥胖和骨龄超前有比较大关系，但是骨龄超前身高不一定就会受损。

案例 5：

张某，女，2022年2月12日初诊，身高148.5cm。

骨龄测评显示：年龄14岁，骨龄13.6岁，龄差0.4岁，预测身高150.56cm。

这个孩子的身高如果再矮一点就属于矮小症的范围了。女孩子身高的最

余如山医生生长发育评估
专用报告单

用户编号：	诊断时间：	诊断医生：余如山

档案信息　　　　　　　　　　　　　　　　　　　　根据行业标准《中华05》测评分析

姓名：	姓别：女	出生日期：2008-02-12
身高：148.5cm	体重：38.5kg	拍片日期：2022-02-12
父高：175cm	母高：154cm	期望身高：165cm

评测结果

骨龄：13.6岁	年龄：14岁	骨龄和年龄差：-0.40年
骨龄身高：148.5cm；3rd-10th	年龄身高：148.5cm；3rd-10th	遗传身高：158.50cm；25-50th
体重：38.5kg;3rd-10th	BMI：17.46；10-25th	预测身高和遗传身高差：-7.94cm
半年预测身高：149.13cm	剩余有效干预时间：-1.10年	预测身高和期望身高差：-14.44cm
预测身高：150.56±2cm　　3rd-10th		

预测身高趋势图

（图：预测身高趋势图，纵轴身高cm，横轴年龄岁，曲线为3rd,97th/10th,90th/25th,75th/50th各百分位，右侧标注168.4 165.3 162.1 158.3 154.3 150.5 146.5）

根据2005年九省/市儿童体格发育调查数据研究制定，参考文献《中华儿科杂志》2009年第7期

纵向评估

时间	年龄	骨龄	龄差	身高(cm)	骨龄年长速(cm)	预测身高(半年)	预测身高(成年)
22-2-12	14	13.6	-0.40	148.5	0	149.13	150.56

结果只体现拍片时生长发育情况，仅供临床参考。骨龄和预测身高受生长发育情况影响会有波动，建议半年复查一次骨龄，做好骨龄和身高纵向监测。

佳干预时间是在骨龄 12.5 岁之前，这个孩子的骨龄现在已经很大了，即使是打针也得不到好的效果。

　　所以，如果孩子在同龄人中偏矮、偏胖，如果担心孩子的身高问题，可以及时带着孩子进行骨龄测评，就算是当作预防也是好的！

案例 6：

唐某，女，2022 年 1 月 30 日初诊，身高 137.3cm。

骨龄测评显示：年龄 10.6 岁，骨龄 9.9 岁，龄差 0.7 岁，预测身高 156.41cm。

遗传身高 157cm，预测身高只比遗传身高低了 0.59cm，说明孩子自身的发

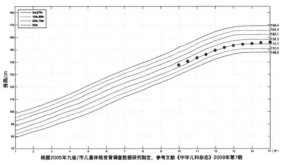

余如山医生生长发育评估
专用报告单

用户编号：　　　　　　诊断时间：　　　　　　诊断医生：余如山

档案信息　　　　　　　　　　　　　根据行业标准《中华05》测评分析

姓名：　　　　　性别：女　　　　　出生日期：2011-07-10

身高：137.3cm　　　体重：30kg　　　拍片日期：2022-01-30

父高：172cm　　　母高：154cm　　　期望身高：165cm

评测结果

骨龄：9.9岁　　　　　　年龄：10.6岁　　　　　骨龄和年龄差：-0.70年

骨龄身高：137.3cm；25-50th　年龄身高：137.3cm；10-25th　遗传身高：157.00cm；25th

体重：30kg；10-25th　　BMI：15.91；25-50th　　预测身高和遗传身高差：-0.59cm

半年预测身高：140.27cm　剩余有效干预时间：2.60年　预测身高和期望身高差：-8.59cm

预测身高：156.41±3cm　10-25th

预测身高趋势图

根据2005年九省/市儿童体格发育调查数据研究制定，参考文献《中华儿科杂志》2009年第7期

纵向评估

时间	年龄	骨龄	龄差	身高(cm)	骨龄年长速(cm)	预测身高(半年)	预测身高(成年)
22-1-30	10.6	9.9	-0.70	137.3	0	140.27	156.41

结果只体现拍片时生长发育情况，仅供临床参考。骨龄和预测身高受生长发育情况影响会有波动，建议半年复查一次骨龄，做好骨龄和身高纵向监测。

育情况是正常的！因为骨龄落后的原因，所以才显得矮。这种情况是没有必要去打针的，可以保守干预，而且剩余有效干预时间还有2.6年，完全来得及。

很多家长有一个误区，身高看孩子是不是发育，发育了身高就会往上长，没发育矮一点也正常。

错！身高看骨龄，不看乳房、月经等发育的情况。

还有些家长，因为自己的孩子和同龄人相比偏矮，于是盲目给孩子打针！

这也是不对的。孩子和同龄人相比偏矮，最重要的是先去查骨龄，看看孩子的预测成年身高有没有受损。有些孩子的发育确实是比同龄人发育晚一些，所以，切记不要盲目打针！

案例 7：

邓某，女，2022 年 2 月 8 日初诊，身高 142cm。

骨龄测评显示：年龄 10.3 岁，骨龄 10.5 岁，龄差 0.2 岁，预测身高 157.69cm。

这个孩子的遗传身高为 166cm，预测身高比遗传身高低了 8.31cm。

孩子的真实身高中，遗传身高占比 60%，后天干预占比 40%。

身高问题，其实要看很多方面，可能有的孩子先天情况很好，但是先天好并不是一定长得高，只能说大多数情况如此。既然这个孩子生长发育不好，那么就要及时进行干预，突破原来的生长速度！

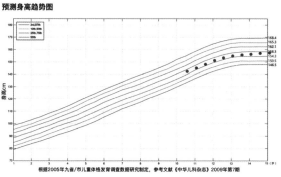

余如山医生生长发育评估
专用报告单

用户编号：	诊断时间：	诊断医生：余如山

档案信息　　　　　　　　　　　　　根据行业标准《中华05》测评分析

姓名：	姓别：女	出生日期：2011-11-10
身高：142cm	体重：30kg	拍片日期：2022-02-08
父高：182cm	母高：162cm	期望身高：165cm

评测结果

骨龄：10.5岁	年龄：10.3岁	骨龄和年龄差：0.20年
骨龄身高：142cm；25-50th	年龄身高：142cm；50th	遗传身高：166.00cm；75-90th
体重：30kg；25-50th	BMI：14.88；10-25th	预测身高和遗传身高差：-8.31cm
半年预测身高：144.81cm	剩余有效干预时间：2.00年	预测身高和期望身高差：-7.31cm
预测身高：157.69±3cm　25-50th		

预测身高趋势图

根据2005年九省/市儿童体格发育调查数据研究制定，参考文献《中华儿科杂志》2009年第7期

纵向评估

时间	年龄	骨龄	龄差	身高(cm)	骨龄年长速(cm)	预测身高(半年)	预测身高(成年)
22-2-8	10.3	10.5	0.20	142	0	144.81	157.69

结果只体现拍片时生长发育情况，仅供临床参考。骨龄和预测身高受生长发育情况影响会有波动，建议半年复查一次骨龄，做好骨龄和身高纵向监测。

案例 8：

余某，男，2022 年 1 月 18 日初诊，身高 158cm。

骨龄测评显示：年龄 10.8 岁，骨龄 12.1 岁，龄差 1.3 岁，预测身高 182.47cm。

虽然骨龄超前了 1.3 岁，但是他的预测身高比遗传身高多了 15.47cm，无论是从骨龄看还是从年龄看，身高都是远超同龄人的！

变声一般出现在青春期，男孩子虽然变声了，但不代表长不高了。

所以孩子的骨龄超前也并不全是坏事，预测身高够了，也没有什么问题！

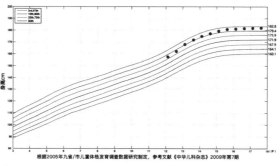

余如山医生生长发育评估
专用报告单

用户编号：	诊断时间：	诊断医生：余如山

档案信息　　　　　　　　　　　　　　　　　根据行业标准《中华05》测评分析

姓名：	姓别：男	出生日期：2011-03-26
身高：158cm	体重：44kg	拍片日期：2022-01-18
父高：168cm	母高：154cm	期望身高：175cm

评测结果

骨龄：12.1岁	年龄：10.8岁	骨龄和年龄差：1.30年
骨龄身高：158cm；75-90th	年龄身高：158cm；97th	遗传身高：167.00cm；10-25th
体重：44kg；75-90th	BMI：17.63；25-50th	预测身高和遗传身高差：15.47cm
半年预测身高：162.65cm	剩余有效干预时间：2.40年	预测身高和期望身高差：7.47cm
预测身高：182.47±3cm　90-97th		

预测身高趋势图

根据2005年九省/市儿童体格发育调查数据研究制定，参考文献《中华儿科杂志》2009年第7期

纵向评估

时间	年龄	骨龄	龄差	身高(cm)	骨龄年长速(cm)	预测身高(半年)	预测身高(成年)
22-1-18	10.8	12.1	1.30	158	0	162.65	182.47

结果只体现拍片时生长发育情况，仅供临床参考。骨龄和预测身高受生长发育情况影响会有波动，建议半年复查一次骨龄，做好骨龄和身高纵向监测。

案例9：

翁某，男，2022年1月20日初诊，身高150.5cm。

骨龄测评显示：年龄10.6岁，骨龄12岁，龄差1.4岁，预测身高174.74cm。

孩子骨龄长得太快，要不要打抑制针？

曾经有个家长，从对话中我就可以感觉到她十分焦虑。她带孩子去了当地很多家三甲医院检查骨龄，预测身高，给出的结果都不一致，有165cm的，有170cm的，十分随意。

转到我这里时，孩子在骨龄超过年龄1.4岁的情况下，预测身高并没有受

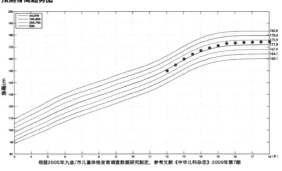

余如山医生生长发育评估
专用报告单

用户编号：	诊断时间：	诊断医生：余如山

档案信息　　　　　　　　　　　　　根据行业标准《中华05》测评分析

姓名：	性别：男	出生日期：2011-06-14
身高：150.5cm	体重：38kg	拍片日期：2022-01-20
父高：172cm	母高：161cm	期望身高：175cm

评测结果

骨龄：12岁	年龄：10.6岁	骨龄和年龄差：1.40年
骨龄身高：150.5cm; 25-50th	年龄身高：150.5cm; 75-90th	遗传身高：172.50cm; 25-50th
体重：38kg; 50-75th	BMI：16.78; 25-50th	预测身高和遗传身高差：2.24cm
半年预测身高：155.22cm	剩余有效干预时间：2.50年	预测身高和期望身高差：-0.26cm
预测身高：174.74±3cm　50-75th		

预测身高趋势图

根据2005年九省/市儿童体格发育调查数据研究制定，参考文献《中华儿科杂志》2009年第7期

纵向评估

时间	年龄	骨龄	龄差	身高(cm)	骨龄年长速(cm)	预测身高(半年)	预测身高(成年)
22-1-20	10.6	12	1.40	150.5	0	155.22	174.74

结果只体现拍片时生长发育情况，仅供临床参考。骨龄和预测身高受生长发育情况影响会有波动，建议半年复查一次骨龄，做好骨龄和身高纵向监测。

损，而且还比遗传身高多了 2cm。是否要打针，取决于身高有没有因为骨龄的问题受损。如果有，且比较严重，那么考虑清楚后就可以打。如果不严重，可以使用保守联合治疗方案进行干预，也可以取得一定效果。

案例 10：

张某，女，2022 年 1 月 3 日初诊，身高 151.4cm。

骨龄测评显示：年龄 17 岁，骨龄 15.5 岁，龄差 1.5 岁，预测身高 151.48cm。

没希望长高了，骨骺线只剩一点点了，也不要信偏方。骨骺线闭合了就不可能再长高了，什么秘方都没用！

已经错过最佳干预时机 3 年了，什么方法都没用了。

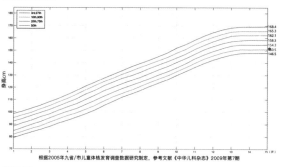

余如山医生生长发育评估
专用报告单

用户编号：　　　　诊断时间：　　　　诊断医生：余如山

档案信息　　　　　　　　　　　根据行业标准《中华05》测评分析

姓名：　　　　　姓别：女　　　　出生日期：2005-01-03
身高：151.4cm　　体重：50kg　　拍片日期：2022-01-03
父高：162cm　　母高：154cm　　期望身高：165cm

评测结果

骨龄：15.5岁　　年龄：17岁　　骨龄和年龄差：-1.50年
骨龄身高：151.4cm; 3rd-10th　年龄身高：151.4cm; 3rd-10th　遗传身高：152.00cm; 3rd-10th
体重：50kg; 25-50th　BMI: 21.81; 90-97th　预测身高和遗传身高差：-0.52cm
半年预测身高：151.48年　剩余有效干预时间：-3.00年　预测身高和期望身高差：-13.52cm
预测身高：151.48±1cm　3rd-10th

预测身高趋势图

根据2005年九省/市儿童体格发育调查数据研究制定，参考文献《中华儿科杂志》2009年第7期

纵向评估

时间	年龄	骨龄	龄差	身高(cm)	骨龄年长速(cm)	预测身高(半年)	预测身高(成年)
22-1-3	17	15.5	-1.50	151.4	0	151.48	151.48

结果只体现拍片时生长发育情况，仅供临床参考。骨龄和预测身高受生长发育情况影响会有波动，建议半年复查一次骨龄，做好骨龄和身高纵向监测。

家长们如果担心孩子的身高问题，尽早带着孩子去测评骨龄，女孩子6～12.5岁，男孩子8～14.5岁（这里说的岁都是骨龄），干预效果是最好的。

案例 11：

唐某，女，2022年1月7日初诊，身高119.7cm。

骨龄测评显示：年龄6.1岁，骨龄7.5岁，龄差1.4岁，预测身高158.59cm。

孩子的预测身高距离家长期望的165cm相差6.41cm。

孩子大便干燥、舌苔有裂纹，这都是阴虚火旺的症状！

这位家长还是很有预见性的，孩子6岁就来进行骨龄测评了，所以现在

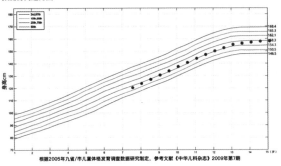

余如山医生生长发育评估
专用报告单

用户编号：	诊断时间：	诊断医生：余如山

根据行业标准《中华05》测评分析

档案信息

姓名：　　　　　　　　性别：女　　　　　　　出生日期：2015-12-15
身高：119.7cm　　　　体重：21kg　　　　　　拍片日期：2022-01-07
父高：170cm　　　　　母高：165cm　　　　　期望身高：165cm

评测结果

骨龄：7.5岁　　　　　　　年龄：6.1岁　　　　　　　骨龄和年龄差：1.40年
骨龄身高：119.7cm；10-25th　　年龄身高：119.7cm；50-75th　　遗传身高：161.50cm；50-75th
体重：21kg；50-75th　　　BMI：14.66；25-50th　　　预测身高和遗传身高差：-2.91cm
半年预测身高：123.09cm　　剩余有效干预时间：5.00年　　预测身高和期望身高差：-6.41cm
预测身高：158.59±3cm　25-50th

预测身高趋势图

根据2005年九省/市儿童体格发育调查数据研究制定，参考文献《中华儿科杂志》2009年第7期

纵向评估

时间	年龄	骨龄	龄差	身高(cm)	骨龄年长速(cm)	预测身高(半年)	预测身高(成年)
22-1-7	6.1	7.5	1.40	119.7	0	123.09	158.59

结果只体现拍片时生长发育情况，仅供临床参考。骨龄和预测身高受生长发育情况影响会有波动，建议半年复查一次骨龄，做好骨龄和身高纵向监测。

剩下的干预时间还有很多，5 年的时间弥补 7cm 的身高，完全来得及。我推荐家长用保守联合治疗方案。

一段时间后，家长反馈，孩子的舌苔和症状好了很多，大便也不像原来那么干了。中药膏方不仅能帮助吸收、延缓骨龄，更可以改善舌苔，提高脾肾吸收收藏功能，提高免疫力。孩子吸收好了，脾胃问题解决了，控制住骨龄，身高自然也就上去了。

案例 12：

罗某，女，2021 年 11 月 27 日初诊，身高 151cm。

骨龄测评显示：年龄 13.4 岁，骨龄 13.1 岁，龄差 0.3 岁，预测身高 153.89cm。

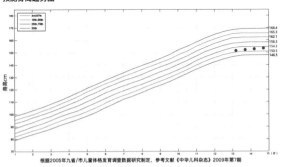

余如山医生生长发育评估
专用报告单

用户编号：	诊断时间：	诊断医生：余如山
		根据行业标准《中华05》测评分析

档案信息

姓名：	姓别：女	出生日期：2008-06-30
身高：151cm	体重：48kg	拍片日期：2021-11-27
父高：172cm	母高：162cm	期望身高：165cm

评测结果

骨龄：13.1岁	年龄：13.4岁	骨龄和年龄差：-0.30年
骨龄身高：151cm；10-25th	年龄身高：151cm；10-25th	遗传身高：161.00cm；50-75th
体重：48kg；50-75th	BMI：21.05；75-90th	预测身高和遗传身高差：-7.11cm
半年预测身高：151.78cm	剩余有效干预时间：-0.60年	预测身高和期望身高差：-11.11cm
预测身高：153.89±2cm　10-25th		

预测身高趋势图

纵向评估

时间	年龄	骨龄	龄差	身高(cm)	骨龄年长速(cm)	预测身高(半年)	预测身高(成年)
21-11-27	13.4	13.1	-0.30	151	0	151.78	153.89

结果只体现拍片时生长发育情况，仅供临床参考。骨龄和预测身高受生长发育情况影响会有波动，建议半年复查一次骨龄，做好骨龄和身高纵向监测。

这家有两个女儿，姐姐身高 160cm，妹妹现在 13.4 岁，骨龄 13.1 岁，已经错过了最佳干预时间，最多也只能长到 154cm 了。

　　家长觉得姐姐能长到 160cm，妹妹就一定能长到 160cm，这是不对的。虽然遗传因素两者都一致，但也要结合后天因素，不能"想当然"。

　　在这里，我建议家长还是要尽早带着孩子去测评骨龄，身高要看骨龄测评结果，不能"家长觉得"。不要以惯性思维来思考问题，特别是在孩子身高这种不可逆转的问题上，骨龄大了，就算打针也达不到期望身高。

案例 13：

李某，女，2021 年 3 月 7 日初诊，身高 112cm。

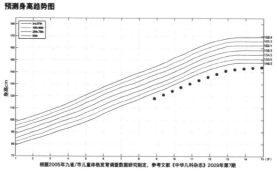

余如山医生生长发育评估
专用报告单

用户编号：	诊断时间：	诊断医生：余如山
档案信息		根据行业标准《中华05》测评分析
姓名：	姓别：女	出生日期：2014-10-25
身高：117.2cm	体重：32kg	拍片日期：2021-10-10
父高：163cm	母高：150cm	期望身高：165cm
评测结果		
骨龄：8.8岁	年龄：7岁	骨龄和年龄差：1.80年
骨龄身高：117.2cm；3rd	年龄身高：117.2cm；10-25th	遗传身高：150.50cm；3rd-10th
体重：32kg；97th	BMI：23.3；97th	预测身高和遗传身高差：-5.97cm
半年预测身高：120.37cm	剩余有效干预时间：3.70年	预测身高和期望身高差：-20.47cm
预测身高：144.53±3cm　3rd		

预测身高趋势图

根据2005年九省/市儿童体格发育调查数据研究制定，参考文献《中华儿科杂志》2009年第7期

纵向评估

时间	年龄	骨龄	龄差	身高(cm)	骨龄年长速(cm)	预测身高(半年)	预测身高(成年)
21-3-7	6.4	7.4	1.00	112	0	115.19	149.23
21-10-10	7	8.8	1.80	117.2	3.71	120.37	144.53

结果只体现拍片时生长发育情况，仅供临床参考，骨龄和预测身高受生长发育情况影响会有波动，建议半年复查一次骨龄，做好骨龄和身高纵向监测。

骨龄测评显示：年龄 6.4 岁，骨龄 7.4 岁，龄差 1 岁，预测身高 149.23cm。2021 年 10 月 10 日二诊，身高 117.2cm。

骨龄测评显示：年龄 7 岁，骨龄 8.8 岁，龄差 1.8 岁，预测身高 144.53cm。

这个孩子打生长激素半年，预测身高却变矮了 5cm！生长激素并非万能，身高问题还是要联合干预！孩子相关检查显示生长激素完全缺乏，适合打生长激素，家长也更想让孩子去打生长激素而不是接受保守联合治疗方案，打针没什么问题，但是没有医生会保证打了生长激素一定多长多少！具体还是要看孩子对生长激素的敏感度。

案例 14：

赖某，男，2021 年 9 月 11 日初诊，身高 152cm。

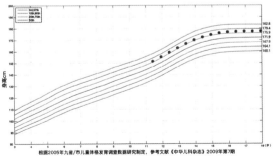

骨龄测评显示：年龄 10.5 岁，骨龄 11.4 岁，龄差 0.9 岁，预测身高 177.86cm。

遗传身高 171.5cm，骨龄超前 0.9 年，属于正常范围。预测身高达到了 177.86cm！家长很开心，因为本身期望孩子能长到 175cm 就好了，没想到还多了将近 3cm。不是说所有孩子的身高都需要干预的，根据每个孩子情况的不同，给出的建议也不同。

我对家长说："不需要复杂的干预，你孩子的预测身高超过期望身高将近 3cm，而且骨龄超前情况也在正常范围，不用担心，让孩子保持现在这个状态就很好了，平时不要吃容易导致性早熟的食物，保证每天的运动量就可以了。"

案例 15：

余某（哥哥），男，2021 年 8 月 1 日初诊，身高 180cm。

余如山医生生长发育评估
专用报告单

用户编号：	诊断时间：	诊断医生：余如山

档案信息 根据行业标准《中华05》测评分析

姓名：	性别：男	出生日期：2007-09-06
身高：180cm	体重：50kg	拍片日期：2021-08-01
父高：183cm	母高：163cm	

评测结果

骨龄：13.8岁	年龄：13.9岁	骨龄和年龄差：-0.10年
骨龄身高：180cm；97th	年龄身高：180cm；97th	遗传身高：179.00cm；75-90th
体重：50kg；25-50th	BMI：15.43；3rd	预测身高和遗传身高差：9.66cm
半年预测身高：182.87cm	剩余有效干预时间：0.70年	预测身高和期望身高差：3.66cm
预测身高：188.66±2cm；97th		

预测身高趋势图

根据2005年九省/市儿童体格发育调查数据研究制定，参考文献《中华儿科杂志》2009年第7期

纵向评估

时间	年龄	骨龄	龄差	身高(cm)	骨龄年长速(cm)	预测身高(半年)	预测身高(成年)
21-8-1	13.9	13.8	-0.10	180	0	182.87	188.66

结果只体现拍片时生长发育情况，仅供临床参考。骨龄和预测身高受生长发育情况影响会有波动，建议半年复查一次骨龄，做好骨龄和身高纵向监测。

骨龄测评显示：年龄 13.9 岁，骨龄 13.8 岁，龄差 0.1 岁，预测身高 188.66cm。

案例 16：

余某（弟弟），男，2021 年 8 月 1 日初诊，身高 124cm。

骨龄测评显示：年龄 7 岁，骨龄 6.7 岁，龄差 0.3 岁，预测身高 175.27cm。

案例 15 和案例 16 是兄弟俩。哥哥有希望突破 190cm，弟弟就要加油了，

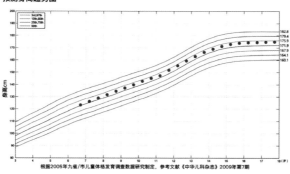

余如山医生生长发育评估
专用报告单

扫码加医生微信

用户编号：	诊断时间：	诊断医生：余如山

档案信息　　　　　　　　　　　　　　　根据行业标准《中华05》测评分析

姓名：	姓别：男	出生日期：2014-08-01
身高：124cm	体重：20kg	拍片日期：2021-08-01
父高：183cm	母高：163cm	期望身高：185cm

评测结果

骨龄：6.7岁	年龄：7岁	骨龄和年龄差：-0.30年
骨龄身高：124cm；50-75th	年龄身高：124cm；50th	遗传身高：179.00cm；75-90th
体重：20kg；3rd-10th	BMI：13.01；3rd	预测身高和遗传身高差：-3.73cm
半年预测身高：126.89cm	剩余有效干预时间：7.80年	预测身高和期望身高差：-9.73cm
预测身高：175.27±3cm　50-75th		

预测身高趋势图

根据2005年九省/市儿童体格发育调查数据研究制定，参考文献《中华儿科杂志》2009年第7期

纵向评估

时间	年龄	骨龄	龄差	身高(cm)	骨龄年长速(cm)	预测身高(半年)	预测身高(成年)
21-8-1	7	6.7	-0.30	124	0	126.89	175.27

　　结果只体现拍片时生长发育情况，仅供临床参考。骨龄和预测身高受生长发育情况影响会有波动，建议半年复查一次骨龄，做好骨龄和身高纵向监测。

剩余有效干预时间 7.8 年，保守联合治疗方案也有希望到 190cm。

兄弟俩的遗传身高是一致的，但是哥哥的预测身高 188.66cm，弟弟的预测身高 175.27cm，兄弟俩之间为什么会相差将近 14cm 呢？

亲兄弟的身高差不多，这个不是一定的！案例 15、案例 16 就是比较典型的。

既然不一样，那么就要进行干预，其实弟弟的预测身高在当前的大环境下已经是挺不错的了，但是跟哥哥一比，那就相差很多了。哥哥的骨骺线已经接近闭合了，弟弟的还有 7.8 年有效干预时间，好好干预，完全是有希望赶上哥哥的。

案例 17：

唐某，女，2021 年 8 月 5 日初诊，身高 163.5cm。

骨龄测评显示：年龄 12.5 岁，骨龄 12.9 岁，龄差 0.4 岁，预测身高 177.78cm。

2021 年 11 月 24 日二诊，身高 164.9cm。

骨龄测评显示：年龄 12.8 岁，骨龄 13.3 岁，龄差 0.5 岁，预测身高 176.18cm。

首次就诊，预测身高 177.78cm，对孩子来说已经长得很好了，但家长觉得骨龄快了一点，选择去外院打抑制针。3 个月以后，孩子的年龄从 12.5 岁到 12.8 岁，长了 0.3 岁，骨龄从 12.9 岁到 13.3 岁，长了 0.5 岁，龄差从 0.4 岁增加到 0.5 岁，身高从 163.5cm 长到 164.9cm，长了 1.4cm，预测身高从 177.78cm 降低到 176.18cm，少了 1.6cm。

家长看到骨龄长得快，就想打针解决问题，这是错误的！骨龄超前比较少可以不用打针，如果控制不住了，那确实可以打针。打针的效果不仅要看身高的增长幅度，还要看骨龄的长速是否压制住了，是不是比打针前长得更慢了。骨龄长速变慢了，身高才会上去。

打针的效果也并不全都好，每个人的效果不一样，有的人打了效果可能很好，有的人打了可能没有什么效果，打针前还是要慎重考虑。

余如山医生生长发育评估
专用报告单

用户编号：	诊断时间：	诊断医生：余如山

档案信息　　　　　　　　　　　　　　　　　根据行业标准《中华05》测评分析

姓名：	姓别：男	出生日期：2009-02-10
身高：164.9cm	体重：59kg	拍片日期：2021-11-24
父高：173cm	母高：153cm	期望身高：175cm

评测结果

骨龄：13.3岁	年龄：12.8岁	骨龄和年龄差：0.50年
骨龄身高：164.9cm；75-90th	年龄身高：164.9cm；75-90th	遗传高：169.00cm；25-50th
体重：59kg；75-90th	BMI：21.7；90th	预测身高和遗传身高差：7.18cm
半年预测身高：168.09cm	剩余有效干预时间：1.20年	预测身高和期望身高差：1.18cm
预测身高：176.18±2cm 50-75th		

预测身高趋势图

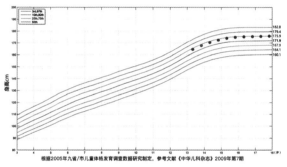

根据2005年九省/市儿童体格发育调查数据研究制定，参考文献《中华儿科杂志》2009年第7期

纵向评估

时间	年龄	骨龄	龄差	身高(cm)	骨龄年长速(cm)	预测身高(半年)	预测身高(成年)
21-8-5	12.5	12.9	0.40	163.5	0	167.07	177.78
21-11-24	12.8	13.3	0.50	164.9	3.50	168.09	176.18

结果只体现拍片时生长发育情况，仅供临床参考。骨龄和预测身高受生长发育情况影响会有波动，建议半年复查一次骨龄，做好骨龄和身高纵向监测。

案例 18：

康某，男，2021 年 1 月 7 日初诊，身高 145cm。

骨龄测评显示：年龄 10.2 岁，骨龄 8.9 岁，龄差 1.3 岁，预测身高 182.57cm。

2022 年 3 月 10 日二诊，身高 152cm。

骨龄测评显示：年龄 11.4 岁，骨龄 10.5 岁，龄差 0.9 岁，预测身高 184.2cm。

孩子首次就诊预测身高 182.57cm，对孩子来说已经长得很好了，所以我建议随便干预一下就行。14 个月以后，年龄从 10.2 岁到 11.4 岁，长了 1.2 岁，骨龄从 8.9 岁到 10.5 岁，长了 1.6 岁，龄差从 1.3 岁减小到 0.9 岁，身高从 145cm 长到 152cm，长了 7cm，预测身高从 182.57cm 增加到 184.2cm，多了 1.63cm。

孩子的预测身高能达到期望的标准，那么也只要稍加干预就可以了，并不用严格按照方案来进行干预。

家长们最在意的是孩子的预测身高，预测身高达标了，那么就只要稍加注意就可以了，并不是所有的孩子都需要严格的用运动、营养、睡眠、中医外治、食疗的方式来进行干预，当然还是要避免那些高热量以及会引起性早熟的食物。

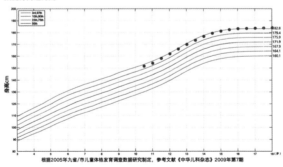

余如山医生生长发育评估
专用报告单

用户编号：　　　　　诊断时间：　　　　　　　　诊断医生：余如山

根据行业标准《中华05》测评分析

档案信息

姓名：	姓别：男	出生日期：2010-11-01
身高：152cm	体重：38kg	拍片日期：2022-03-10
父高：180cm	母高：162cm	期望身高：180cm

评测结果

骨龄：10.5岁	年龄：11.4岁	骨龄和年龄差：-0.90年
骨龄身高：152cm；90-97th	年龄身高：152cm；50-75th	遗传身高：177.00cm；75-90th
体重：38kg；25-50th	BMI：16.45；10-25th	预测身高和遗传身高差：7.20cm
半年预测身高：154.52cm	剩余有效干预时间：4.00年	预测身高和期望身高差：4.2cm
预测身高：184.20±3cm　97th		

预测身高趋势图

根据2005年九省/市儿童体格发育调查数据研制定，参考文献《中华儿科杂志》2009年第7期

纵向评估

时间	年龄	骨龄	龄差	身高(cm)	骨龄年长速(cm)	预测身高(半年)	预测身高(成年)
21-1-7	10.2	8.9	-1.30	145	0	147.23	182.57
22-3-10	11.4	10.5	-0.90	152	4.38	154.52	184.20

结果只体现拍片时生长发育情况，仅供临床参考。骨龄和预测身高受生长发育情况影响会有波动，建议半年复查一次骨龄，做好骨龄和身高纵向监测。

案例 19：

陶某，女，2022 年 11 月 7 日初诊，身高 126.8cm。

骨龄测评显示：年龄 7.9 岁，骨龄 7.9 岁，龄差 0 岁，预测身高 158.82cm。

这位家长很困扰，孩子最近乳房有些发育，但是还没到发育的年龄，于是就去医院检查了一下。

我问："检查结果如何？"

家长说："两家医院，检查结果各不相同，而且都没有预测身高。"

经过我的检查，孩子的年龄与骨龄一致，属于假发育。

如果你是因为身高问题担心孩子提前发育，那么我建议你找专业医生进

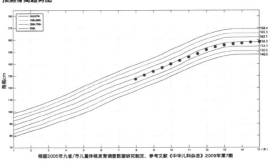

余如山医生生长发育评估
专用报告单

用户编号：	诊断时间：	诊断医生：余如山

档案信息　　　　　　　　　　　　　　　根据行业标准《中华05》测评分析

姓名：　　　　　　　性别：女　　　　　　　出生日期：2014-12-26
身高：126.8cm　　　　体重：25kg　　　　　拍片日期：2022-11-07
父高：168cm　　　　　母高：158cm　　　　期望身高：165cm

评测结果

骨龄：7.9岁　　　　　　　年龄：7.9岁　　　　　　骨龄和年龄差：0.00年
骨龄身高：126.8cm; 25-50th　　年龄身高：126.8cm; 25-50th　　遗传身高：157.00cm; 25th
体重：25kg; 50-75th　　　　BMI：15.55; 50-75th　　预测身高和遗传身高差：1.82cm
半年预测身高：130.01cm　　剩余有效干预时间：4.60年　　预测身高和期望身高差：-6.18cm
预测身高：158.82±3cm　25-50th

预测身高趋势图

根据2005年九省/市儿童体格发育调查数据研究制定，参考文献《中华儿科杂志》2009年第7期

纵向评估

时间	年龄	骨龄	龄差	身高(cm)	骨龄年长速(cm)	预测身高(半年)	预测身高(成年)
22-11-7	7.9	7.9	0.00	126.8	0	130.01	158.82

结果只体现拍片时生长发育情况，仅供临床参考。骨龄和预测身高受生长发育情况影响会有波动，建议半年复查一次骨龄，做好骨龄和身高纵向监测。

行骨龄测评，判断孩子是否是真发育。骨龄一般在 9 岁以上，才属于真发育，9 岁以下多属于假发育，家长也不用过于担心。如果上面这个孩子，7.9 岁的年龄达到 9.5 岁的骨龄，那么就需要重视了，不然的话很可能会因为不重视而导致孩子最终的身高不如意。

案例 20：

余某，女，2021 年 5 月 3 日初诊，身高 129cm。

骨龄测评显示：年龄 8.5 岁，骨龄 8.5 岁，龄差 0 岁，预测身高 156.84cm。

这个孩子，我测评骨龄 8.5 岁，儿童医院专家说 9.7 岁，家长选择了儿童

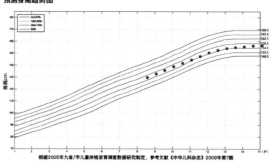

余如山医生生长发育评估
专用报告单

用户编号：	诊断时间：	诊断医生：余如山

档案信息　　　　　　　　　　　　　　　　根据行业标准《中华05》测评分析

姓名：　　　　　　　性别：女　　　　　　　出生日期：2012-11-14
身高：129cm　　　　体重：23kg　　　　　　拍片日期：2021-05-03
父高：171cm　　　　母高：152cm　　　　　期望身高：170cm

评测结果

骨龄：8.5岁　　　　　年龄：8.5岁　　　　　　骨龄和年龄差：0.00年
骨龄身高：129cm; 25-50th　　年龄身高：129cm; 25-50th　　遗传身高：155.50cm; 10-25th
体重：23kg; 10-25th　　BMI：13.82; 3rd-10th　　预测身高和遗传身高差：1.34cm
半年预测身高：132.14cm　　剩余有效干预时间：4.00年　　预测身高和期望身高差：-13.16cm
预测身高：156.84±3cm 10-25th

预测身高趋势图

根据2005年九省/市儿童体格发育调查数据研究制定，参考文献《中华儿科杂志》2009年第7期

纵向评估

时间	年龄	骨龄	龄差	身高(cm)	骨龄年长速(cm)	预测身高(半年)	预测身高(成年)
21-5-3	8.5	8.5	0.00	129	0	132.14	156.84

结果只体现拍片时生长发育情况，仅供临床参考。骨龄和预测身高受生长发育情况影响会有波动，建议半年复查一次骨龄，做好骨龄和身高纵向监测。

医院权威专家，打了抑制针。估计当时权威专家说骨龄 9.7 岁，预测身高低于 150cm，家长吓到直接选择打抑制针，其实骨龄 8.5 岁，预测身高有 156.84cm！

案例 21：

尹某，女，2021 年 10 月 31 日初诊，身高 138cm。

骨龄测评显示：年龄 10 岁，骨龄 10.1 岁，龄差 0.1 岁，预测身高 155.84cm。

龄差 0.1 岁，属于骨龄正常发育的区间。但是，现在身高只有 138cm，预测成年身高只有 155.84cm，距离期望身高 165cm 差了将近 10cm，这是非常大的跨度。

孩子的骨龄已经超过 9.5 岁了，此时是青春期，骨龄会进入突增期。何为

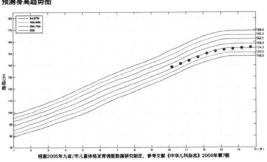

余如山医生生长发育评估
专用报告单

用户编号：　　　　　　诊断时间：　　　　　　诊断医生：余如山

根据行业标准《中华05》测评分析

档案信息

姓名：	姓别：女	出生日期：2011-10-31
身高：138cm	体重：30.5kg	拍片日期：2021-10-31
父高：168cm	母高：154cm	期望身高：165cm

评测结果

骨龄：10.1岁	年龄：10岁	骨龄和年龄差：0.10年
骨龄身高：138cm；25-50th	年龄身高：138cm；25-50th	遗传身高：155.00cm；10-25th
体重：30.5kg;25-50th	BMI：16.02;25-50th	预测身高和遗传身高差：0.84cm
半年预测身高：140.90cm	剩余有效预测时间：2.40年	预测身高和期望身高差：-9.16cm
预测身高：155.84±3cm　10-25th		

预测身高趋势图

根据2005年九省/市儿童体格发育调查数据研究制定，参考文献《中华儿科杂志》2009年第7期

纵向评估

时间	年龄	骨龄	龄差	身高(cm)	骨龄年长速(cm)	预测身高(半年)	预测身高(成年)
21-10-31	10	10.1	0.10	138	0	140.90	155.84

结果只体现拍片时生长发育情况，仅供临床参考。骨龄和预测身高受生长发育情况影响会有波动，建议半年复查一次骨龄，做好骨龄和身高纵向监测。

突增期？就是骨龄的长速相较之前会大幅度增加，注意一点，如果骨龄增长速度过快，大于年龄增长速度，那么很有可能会影响到孩子的身高，临床的众多案例证明了这一点。

家长在这段时间要压制住孩子骨龄的生长速度，最好是能让骨龄跑得比年龄慢，这样才可以让预测身高得到保持甚至提高，如若不然很可能还会下降。

孩子进入青春期，高热量的食物以及促进性早熟的食物、中药，切记切记不要沾。

案例 22：

曾某，女，2021 年 10 月 16 日初诊，身高 161cm。

骨龄测评显示：年龄 13.1 岁，骨龄 12.2 岁，龄差 0.9 岁，预测身高

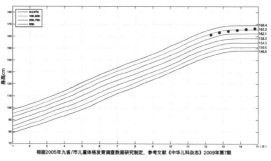

167.17cm。

　　家长第一次带孩子来是 2021 年 2 月，那时候孩子刚来月经，去了某医院检查，医生都说身高没法长了，最多就 2cm。家长比较担心，因为三甲医院都说没办法了，于是找到我。一般在月经后，孩子还是有一定的生长空间的，然后我给家长推荐了保守联合治疗方案。到 2021 年 10 月，8 个月过去了，长了 3cm，效果还是比较明显的。

　　案例 23：

　　陆某，女，2021 年 7 月 15 日初诊，身高 149cm。

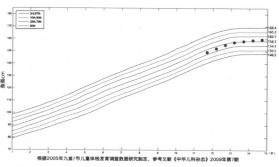

余如山医生生长发育评估
专用报告单

用户编号：　　　　诊断时间：　　　　　　　诊断医生：余如山

档案信息　　　　　　　　　　　　根据行业标准《中华05》测评分析

姓名：　　　　　性别：女　　　　　出生日期：2011-11-14
身高：149cm　　　体重：40kg　　　　拍片日期：2021-07-15
父高：172cm　　　母高：158cm　　　期望身高：165cm

评测结果

骨龄：11.6岁　　　　年龄：9.7岁　　　　　骨龄和年龄差：1.90年
骨龄身高：149cm；25-50th　年龄身高：149cm；90-97th　遗传身高：159.00cm；25-50th
体重：40kg；90-97th　　BMI：18.02；75-90th　预测身高和遗传身高差：1.37cm
半年预测身高：151.87cm　剩余有效干预时间：0.90年　预测身高和期望身高差：-4.63cm
预测身高：160.37±3cm　25-50th

预测身高趋势图

根据2005年九省/市儿童体格发育调查数据研究制定，参考文献《中华儿科杂志》2009年第7期

纵向评估

时间	年龄	骨龄	龄差	身高(cm)	骨龄年长速(cm)	预测身高(半年)	预测身高(成年)
21-7-15	9.7	11.6	1.90	149	0	151.87	160.37

结果只体现拍片时生长发育情况，仅供临床参考。骨龄和预测身高受生长发育情况影响会有波动，建议半年复查一次骨龄，做好骨龄和身高纵向监测。

骨龄测评显示：年龄 9.7 岁，骨龄 11.6 岁，龄差 1.9 岁，预测身高 160.37cm。

　　虽然骨龄超前 1.9 岁，但好在身高并没有受损，预测身高和遗传身高差不多，剩余有效干预时间还有 0.9 年，但即使一直干预到骨骺线闭合，想要长到期望身高 167cm 也很困难，如果家长能早个一两年就带着孩子过来，这事儿就没这么难了。

　　女孩子一般在骨龄 11.5 ～ 12 岁来月经，如果家长发现孩子来了月经才去干预身高，有效干预时间就只剩下 0.5 ～ 1 年了，这个时间去干预，也只能多长 2 ～ 3cm。预测身高和期望身高相差得大的话就没有时间再去追了。

　　所以，骨龄测评一定要趁早，这样才会有充裕的时间去和身高赛跑，等到骨骺线开始闭合了，什么灵丹妙药都起不到作用了。

第九章

中医调理孩子常见健康问题

第一节　药食同源食疗方

一、滋阴降火类

（一）黄精

黄精，味甘，性平，入脾、肺经。黄精尽得土之精华，有轻身、驻颜的功效，又被称为"仙人余粮"。九制黄精是指通过古法九蒸九晒的黄精，具有滋阴润肺、补益脾气、益肾精的功效。

常用食疗方如下。

1. 安神助眠养生茶

做法：黄精、淡竹叶、酸枣仁各取 1～3 克。泡茶饮用。

功效：滋养肾阴、补虚安神。可以提高睡眠质量。

2. 明目养生茶

做法：黄精、桑叶、菊花各取 1～2 克。泡饮。

功效：清肝明目。增强眼部新陈代谢，消除黑眼圈。

3. 黄精炖猪肉

做法：黄精 30 克，猪瘦肉 50 克。加水炖熟，适量加盐，饮汤食肉。

功效：用于病后体虚、四肢软弱无力的调养。

4. 黄精玉竹猪胰汤

做法：黄精 24 克，玉竹 30 克，猪胰 1 具。共入沙锅内加水慢火煮熟，入酱油和盐适量即可。

功效：滋养胃阴、润肺止渴。适宜糖尿病属肺胃阴虚者食用。

5. 黄精莲子薏米粥

做法：黄精25克，莲子30克，薏苡仁50克。黄精煮汁去渣，再入莲子、薏苡仁同煮成粥，调味服食。

功效：补中益气、清心健脾。对脾胃虚弱、神疲气短、咳嗽气促有效。

6. 黄精当归鸡蛋汤

做法：黄精20克，当归12克。水煎，再用2个煮熟鸡蛋去壳，放入药汤再煮，饮汤吃蛋。

功效：对血虚、面色萎黄无光泽者有较好作用。

（二）黑桑椹

黑桑椹是人们常食的水果之一，味甜多汁色黑，味甘、性微寒，入心、肝、肾，具有滋阴补血、生津润燥、润肠通便、乌须发的功效。

常用食疗方如下。

1. 桑椹黑豆红枣糖水

做法：鲜桑椹50克，黑豆30克，红枣4粒，红糖20克。黑豆用净水浸泡2小时，滤去水洗净；桑椹洗净，用水稍浸泡；红枣洗净，去核。将桑椹、红枣和黑豆放入宽口瓦煲，加4碗水煮沸，转小火煲40分钟，至软烂，下红糖，待融化后即可。

功效：补肝肾、健脾胃、美白乌发、明目抗衰。

2. 桑椹枸杞鹌鹑汤

做法：鲜桑椹100克，枸杞子20克，红枣（去核）6粒，鹌鹑2只。鹌鹑洗净斩件，汆水捞起；其他各物洗净。将适量清水倒入煲内烧开，放入所有材料大火煮沸，转文火煲一个半小时，下盐调味即可。

功效：滋补肝肾、保护视力。

3. 桑椹桂圆枸杞茶

做法：鲜桑椹100克，桂圆肉20克，枸杞子10克。将各物洗净后放入瓦煲，加适量清水煮30分钟，连汤料食用。

功效：补肝肾、益精血、安心神、养颜乌发。

4．桑椹粥

做法：黑桑椹 15 克，糯米 50 克。将桑椹用水浸泡半小时，去除蒂柄，洗干净，糯米放入清水中淘洗干净。将桑椹和糯米一同放入锅中，加入适量清水，先用大火烧开，再改用中小火熬到糯米开花，粥汁黏稠时加入少量白糖，搅拌均匀，再烧煮开即可。

功效：补益肝血、滋阴润燥。适用于肝血不足导致的双眼干涩、眩晕、爪甲苍白、排便艰难甚至便秘的人。

（三）玉竹

玉竹，又名葳蕤，味甘，性微寒，归肺、胃经。本品味甘多液，质柔滋润，补而不腻，有安神强心、养阴润燥、生津止渴的功效。

常用食疗方如下。

1．百合玉竹粥

做法：把百合和玉竹分别洗净，粳米也洗净放入锅中加入冷水煮粥，大火烧开后把玉竹和百合加进去，用小火煮 45 分钟，加入冰糖食用。

功效：清热润肺、生津止渴。

2．玉竹猪心汤

做法：玉竹洗净切段，用水稍微浸泡几分钟，猪心洗净，然后和玉竹一起放进炖盅，同时加入生姜和水，蒸 1 个小时食用。

功效：养阴、养血、安神。适用于气血不足引起的心悸、心烦、失眠、多梦。

3．玉竹人参炖鸡

做法：将鸡切成大块洗净，玉竹洗干净放入锅中，同时放入鸡肉和人参片，加入盐和水，盖住盖，煮 1 个小时。

功效：补中、益气、润心肺、延缓衰老、除烦。

4．玉竹麦冬炖鸭

做法：玉竹和麦冬洗干净用纱布袋装好，老鸭洗净沥干，将纱布袋放入鸭的腹部，然后煮 3 个小时，直至鸭肉酥软为止，取出药袋吃肉喝汤。

功效：滋阴、润燥、生津、止渴、清热、降糖。对阴虚口渴有很好的治疗作用。

5. 玉竹山药黄瓜汤

做法：把黄瓜和山药分别去皮切片，然后和玉竹一起放入锅中，加入适量的水和盐，大火烧开后文火煮 30 分钟。

功效：滋补脾胃、清热润肺。适用于燥热咳嗽患者。

（四）百合

百合味甘，性微寒，归肺、心经，有养阴润肺止咳、清心安神的功效。常用食疗方如下。

1. 百合银花粥

做法：百合 50 克，洗净；再取金银花 10 克，焙干为末备用。先将 100 克粳米淘净，煮至粥浓稠时再放百合煮 10 分钟，起锅前放入药末及适量白糖即可食用。

功效：清热消炎、生津解渴。适合于咽喉肿痛，易于内火旺盛的人群。

2. 绿豆百合粥

做法：绿豆 100 克，粳米或糯米适量。加水适量煮熟，再加入 50 克洗净的鲜百合略煮片刻即可。在食用之前，加入白砂糖或者冰糖调味。

功效：清热解毒、利水消肿。适用于咽喉干咳、热病后余热未尽、烦躁失眠等症的治疗。

3. 清蒸百合

做法：鲜百合适量洗净，蒸熟食用。

功效：益气养阴润肺。适合肝炎、胃病、贫血、体虚等症。

4. 蜜汁百合

做法：百合 60 克，蜂蜜 30 克。放碗内拌匀，隔水蒸熟食用。

功效：滋润心肺、润肠通便。适用于秋冬肺燥咳嗽咽干、肺结核咳嗽、痰中带血、老年人慢性支气管炎干咳及大便燥结等症。

5. 百合莲子粥

做法：净百合 30 克，莲子 25 克，糯米 100 克。加红糖适量，共煮粥食。

功效：养胃缓痛、补心安神。适用于脾胃虚弱的胃脘痛、心脾虚或心阴不足的心烦不眠证。

6. 百合荸荠羹

做法：百合 15 克，荸荠 30 克，雪梨 1 个。将荸荠洗净去皮捣烂，雪梨洗净切碎去核，三物混合水煎，加适量冰糖煮至几物熟烂沥稠即可放温食用。

功效：滋阴润肺、清热化痰。适用于慢性支气管炎，且阴虚之证。

7. 百合山药猪胰汤

做法：百合 20 克，山药 50 克，猪胰脏 100 ～ 150 克。将猪胰切块、洗净放入清水中，同时放入百合和山药煮 45 分钟，取汤加少量盐饮用。

功效：补脾益肾、滋润肺胃。适用于咳嗽疲少、食纳减少、消渴（即糖尿病）等。

8. 百合蒸鳗鱼

做法：百合 100 克，鳗鱼肉 250 克，黄酒、葱、姜、精盐、味精适量。鲜百合撕去内膜用盐擦过、洗净放碗内，鳗鱼肉放少许盐，用黄酒渍 10 分钟后，放于百合上，撒上姜、葱末，味精，上笼蒸熟即食。

功效：清热润肺、养阴止咳。适用于体质虚弱、慢性虚损的肺部疾病患者。

（五）枸杞子

枸杞子性平味甘，归肝、肾、肺经，可以滋阴益精、补肝益肾、明目润肺。

常用食疗方如下。

1. 枸杞菊花茶

做法：枸杞子 10 克，菊花 10 克，放入杯中，沸水冲泡 5 分钟，即可饮用。

功效：平肝潜阳、清肝明目。适用于长时间劳累、熬夜所致的眼睛疲劳者。

2. 枸杞桂圆鸡蛋汤

做法：鸡蛋 1 只，枸杞子 10 克，桂圆肉 10 克，冰糖适量。将枸杞子、桂圆肉洗净，一同放入砂锅，加适量水，大火煮沸，小火熬煮 10 ～ 15 分钟。

鸡蛋搅拌后倒入枸杞桂圆汤中，调入适量冰糖即可食用。

功效：补肾益气、滋阴养血。适用于虚羸瘦弱、失眠、健忘、心悸、怔忡、腰膝酸软、头晕目眩、虚劳咳嗽、早衰、贫血等症。

3. 地骨皮粥

做法：地骨皮 30 克（鲜者 50 克），粳米 60 克，冰糖适量。将地骨皮洗净煎汤，去渣留汁，粳米洗净，加入地骨皮药汁和适量水，用小火熬煮成粥，调入冰糖即成。

功效：养阴清热。适合用于五心烦热、肺热咳嗽等症状。

4. 银耳枸杞汤

做法：银耳 30 克，枸杞子 15 克，冰糖适量。将银耳泡发，切细，与枸杞子一同入锅，加适量水，小火熬煮约 1 小时至银耳熟烂，调入冰糖即成。

功效：滋补肝肾、养阴润肺。适用于干咳无痰、失眠、健忘的人群服用。

（六）覆盆子

覆盆子味甘、酸，性微温，归肝、肾经。本品气香质润，降中有升，具有补益肝肾、固精缩尿、明目乌发的功效。

常用食疗方如下。

1. 覆盆子茶

做法：覆盆子 10 克，绿茶 5 克。将覆盆子研成粗末，与绿茶一同放入杯中，沸水冲泡即成。每日 1 剂，代茶频频饮用。

功效：益肾涩精、明目。用于小便频数、遗精、阳痿、视力模糊、健忘等症。

2. 薄荷覆盆子果酱

做法：冷冻覆盆子 600 克，薄荷叶 10 克，柠檬 1 个，麦芽糖、细砂糖适量。柠檬洗净榨出果汁备用。冷冻覆盆子先置于室温中解冻，解冻后将覆盆子放进耐酸的容器中，加入细砂糖及柠檬汁，用木勺充分拌匀至砂糖溶化，将拌匀的覆盆子放进耐酸的锅中，先用中火煮沸，再转成小火并加入麦芽糖继续熬煮，熬煮时必须用木勺不停地搅拌，待麦芽糖完全溶化且酱汁略呈稠状时加入薄荷叶，继续拌煮至酱汁呈浓稠状即可。

功效：固肾收涩。能治疗小便多、遗尿、遗精等症。

3. 覆盆子猪肉汤

做法：覆盆子 15 克，猪瘦肉 100 克，姜 5 克，葱 5 克，盐 2 克。覆盆子洗净用纱布包好，猪肉洗净余水、切块，加药包、清水、姜、葱炖至猪肉熟烂，去药包，调味即成。

效用：补肝益肾、健脾止遗。用于小儿肾虚遗尿等证。

4. 覆盆子山药汤

做法：覆盆子 20 克，山药 50 克，莲子 50 克。覆盆子洗净，用纱布包好，山药、莲子洗净加水，煮至八成熟时加入药包再煮至熟烂，去药包即成。

功效：健脾固肾。适用小儿脾肾亏虚遗尿。

二、健脾消食开胃类

（一）山药

山药属于补虚药，味甘性平，归脾、肺、肾经，主要的功效是益气养阴、补益脾肺、益肾固精。

常用食疗方如下。

1. 山药羊肉粥

做法：鲜山药 200 克，羊肉、粳米各 150 克。先将山药去皮切成小块，羊肉去筋膜切块，备用。将粳米下锅，加水煮之，待米开花时，先下羊肉，煮沸十几分钟后，再下山药，煮至汤稠肉香即可，或加调料食之亦可。

功效：益气温阳、滋阴养血、健脾补肾、固元抗衰。可作为脾肾两虚的食疗补方，尤适宜于小儿、老年体虚气弱者。

2. 山药炒蛋

做法：鲜山药 250 克，鸡蛋 2 只。山药去皮洗净，切片；鸡蛋磕破，打匀。将锅内油加热至七成热时，放入生姜丝，煸至香气大出，下山药片，炒至软，将山药拨向一边，将鸡蛋倒入另一边，待结成块，再与山药一并炒匀，放入盐和味精炒拌几下，即可食用。

功效：健脾开胃。可增加食欲。

3. 山药黄瓜粥

做法：山药60克，黄瓜150克，糯米50克。先将怀山药加工成细粉，黄瓜洗净、榨汁，糯米加水煮粥，粥将成时，加入山药粉、黄瓜汁，搅拌煮沸后即可食用。

功效：滋润皮肤。适宜于美容健身。

4. 珠玉二宝粥

做法：生山药、薏苡仁各60克，柿霜饼24克。先将山药、薏苡仁捣成粗渣，煮至烂熟，再将柿霜饼切碎，调入溶化，随意食之。

功效：健脾养肺。主治肺脾阴虚，饮食懒进，虚劳咳嗽，并治一切阴虚之证。

5. 六元解毒汤

做法：山药30克，人参5克，莲子、薏苡仁各20克，芡实、茯苓各15克。将上几味放入锅内，加水500毫升，煎取200毫升，滤出即可。

功效：健脾益气、补虚劳。可用于慢性胃炎、胃下垂及久病身体虚弱、不思饮食者。

6. 百合拌山药

做法：山药250克，百合50克，柠檬汁适量。将百合洗净，放入热水中浸泡；将山药去皮洗净，切成条，入沸水锅中焯水，捞出沥干，放入加了柠檬汁的凉开水中浸泡。将山药、百合捞出，沥干水分，盛盘中，淋柠檬汁即可。

功效：养阴润肺补脾。

（二）砂仁

砂仁，辛，温，归脾、胃、肾经，具有化湿开胃、温脾止泻、理气安胎之功效，可以除中焦一切阴邪。

常用食疗方如下。

1. 阳春砂仁蜜

做法：阳春砂仁50克，蜂蜜1000克。砂仁打破外壳，直接加入蜂蜜里，摇匀，静置 1 个月，即可服用。

功效：健脾养胃、和胃止痛。可用于消化不良，胃胀胃痛，酒后护胃等。本品是常用的养胃佳品！

2. 阳春砂仁茶

做法：阳春砂仁 5 克。砂仁打破外壳，开水直接冲泡。

功效：阳春砂仁泡水代茶有行气和中、理气安胎的功能，适用于妊娠呕逆不能进食者，也用于因受惊所致的胎动不安者。

3. 阳春砂仁蒸排骨

做法：阳春砂仁 3 克，排骨 300 克，豆豉、生姜、花生油、盐适量。排骨洗净，斩成小块；阳春砂仁去壳，打碎。排骨装盘，加入阳春砂仁、豆豉、生姜、花生油、盐，搅拌均匀，腌制 1 ～ 2 小时，放入蒸锅，蒸 10 分钟左右即可。

功效：此品甘香可口，老少咸宜，有和胃健脾的功能。阳春砂仁在此起到去膻、增味、增香等作用。

4. 阳春砂仁三七煲鸡汤

做法：阳春砂仁 5 克，三七片 5 克，母鸡 600 克，生姜、盐适量。母鸡洗净，斩件，焯去血水；砂仁打破外壳；三七片稍洗。三七片、生姜和母鸡放入砂煲，加入 1500 毫升净水，大火煮开，转小火煮 50 分钟，除去浮油，加入阳春砂仁，再煮开 10 分钟，加盐调味即可。

功效：本汤味道鲜香，有养胃健脾、补虚止痛的功能。可用于慢性胃炎、胃溃疡等，常见症状有嗳气、恶心、食欲下降、腹胀、腹痛、乏力等。如果兼面色萎黄或苍白、睡眠不好等，可酌加红枣。

（三）山楂

山楂，酸、甘、微温，归脾、胃、肝经，具有助消化化积、活血消脂、化瘀散瘀的功效。

常用食疗方如下。

1. 山楂粥

做法：新鲜山楂、粳米各 100 克，冰糖适量。山楂切片，去核，与粳米共煮粥，粥将熟时加入冰糖，调匀即成。每日 2 次，可作早、晚餐。

功效：补脾和胃、益气生津、健脾胃、消食积、散瘀血。

2.山楂决明荷叶汤

做法：山楂、决明子各 18 克，荷叶半张。山楂切片，荷叶切丝，与决明子加水共煎，取汁代茶饮。

功效：祛脂降压、减肥健身。适用于高血压之头晕目眩。

3.山楂肉桂汤

做法：山楂 18 克，肉桂 6 克，红糖 30 克。山楂与肉桂加水共煎，去渣，加红糖稍煎即得。

功效：温肾壮阳、温通经脉、活血行瘀、祛寒止痛。

4.山楂枸杞饮

做法：山楂、枸杞子各 18 克。二者加沸水冲泡，每日频饮。

功效：补肝益肾、益精明目、补血益脑。适用于病后体虚乏力，食欲不振，消化不良，腰膝酸软，目暗昏花等症。

（四）麦芽

麦芽，甘、平，归脾、胃经。生麦芽健脾和胃、疏肝行气，用于脾虚食少、乳汁郁积。炒麦芽行气消食回乳，用于食积不消、妇女断乳。焦麦芽消食化滞，用于食积不消、脘腹胀痛。

常用食疗方如下。

1. 炒麦芽粥

做法：炒麦芽 10 克，大米 100 克，白糖适量。将炒麦芽择净，放入锅内，加清水适量，浸泡 5 ～ 10 分钟后，水煎取汁，加大米煮粥，待煮至粥熟后，加白糖调味服食。每日 1 剂，连续 3 ～ 5 天。

功效：消食和中。适用于食积不化，消化不良，不思饮食，脘腹胀满等。

2. 二芽粥

做法：炒谷芽、炒麦芽各 10 克，大米 100 克，白糖适量。将二芽择净，放入锅内，加清水适量，浸泡 6 ～ 10 分钟后，水煎取汁，加大米煮粥，待煮至粥熟后，加白糖调味服食。每日 1 剂，连续 3 ～ 5 天。

功效：消食化积。适用于脾胃亏虚，消化不良，小儿疳积等。

3. 甘麦大枣汤

做法：甘草5克，麦芽30克，大枣10枚，冰糖30克。将上几味水煎取汁，纳入冰糖溶化，顿服。每晚1次，睡前饮服，嚼食大枣，每日1剂。

功效：补益脾胃、养血安神。适用于失眠多梦，夜寐不宁；妇女脏燥，精神恍惚，无故悲伤。

4. 二芽炖乳鸽

做法：党参、黄芪、炒麦芽、炒谷芽各10克，乳鸽1只。将乳鸽去毛杂，诸药布包，同放炖盅内，加清水适量，隔水炖熟服食。3日1剂，连续5～7剂。

功效：健脾益胃、补益气血。适用于小儿疳积，舌苔光剥，口唇干燥，小便短黄，大便燥结。

（五）茯苓

茯苓甘、淡，平，归心、肺、脾、肾经，具有利水渗湿、健脾、宁心的功效。

常用食疗方如下。

1. 茯苓香菇饭

做法：茯苓10克，香菇少许。先将茯苓泡软，捣成粉状，再与香菇、白米一道煮（蒸）成饭食用。

功效：安神益智、补脾止泻。适合心慌、眩晕、胃弱和神经衰弱者选用。

2. 茯苓薏米粥

做法：茯苓15克，薏苡仁60克。共研细粉，放入锅中，加水适量，煮熟即可食用。

功效：清热、理脾湿。适用于咳嗽痰多、胸膈痞满或关节肿痛者食用。

3. 茯苓膏

做法：茯苓500克，炼蜜1000克。将茯苓研成细末，加入蜜拌和均匀，用文火熬成膏状，晾凉后装入瓷罐备用。每次温开水冲服10克，1日2次。

功效：健脾渗湿、减肥防癌。适用于老年性浮肿、肥胖和癌症的预防。

4. 枸杞茯苓茶

做法：枸杞子 50 克，茯苓 100 克，红茶 100 克。将枸杞子与茯苓共研为粗末，每次取 5～10 克，加红茶 6 克，用开水冲泡即可。每日 2 次，代茶饮用。

功效：健脾益肾、利尿通淋。适用于慢性肾炎、少尿、尿痛、尿道炎等。

5. 莲子茯苓糕

做法：茯苓、莲子、麦冬各等份，共研为末，加入白糖、桂花适量拌匀，加水和面蒸糕食用。

功效：宁心健脾。适宜于心阴不足、脾气虚弱引起的干渴、心悸、怔忡、食少、神疲者食用。

6. 茯苓酒

做法：茯苓 60 克，白酒 500 毫升。将茯苓泡入酒中，7 天后即可饮用。

功效：利湿强筋、宁心安神。适用于四肢肌肉麻痹、心悸失眠等。

7. 茯苓芝麻粉

做法：茯苓、芝麻（以黑芝麻为佳）各等份。先将茯苓研成细末；芝麻炒熟，冷后研细粉。将二者混匀，贮于瓷罐内。每天早晚各取 20～30 克，用白水（或蜂蜜水）冲服。

功效：健脾益智、防老抗衰。常服有延迟衰老、预防老年痴呆等作用。

（六）大枣

大枣甘、温，归脾、胃经，具有补中益气、养血安神、缓和药性的功效。常用食疗方如下。

1. 阿胶大枣乌鸡汤

做法：乌鸡、阿胶、黄精、芡实、桂圆、大枣、枸杞子、桑椹，炖煮 3 小时，老火炖汤。

功效：养肝、益气、补血、滋阴。

2. 当归大枣粥

做法：当归 15 克，大枣 50 克，白糖 20 克，粳米 50 克。先将当归用温水浸泡片刻，加水 200 毫升，先煎浓汁 100 毫升，去渣取汁，与粳米、大枣和白糖一同加水适量，煮至粥成。每日早晚温热服用，10 日为 1 个疗程。

功效：补血调经、活血止痛、润肠通便。适用于气血不足、月经不调、闭经痛经、血虚头痛、眩晕及便秘等证。

3. 首乌大枣粥

做法：何首乌粉 25 克，大枣 50 克，冰糖 15 克，粳米 50 克。先将粳米、大枣一同入锅，熬煮成粥，待粥半熟时加入何首乌粉，边煮边搅匀，至粥黏稠即成，再加入冰糖调味。

功效：补肝肾、益精血、通便、解毒。适用于肝肾两虚、精血不足所致的头昏眼花、失眠健忘、梦遗滑精等症。

4. 大枣枸杞粥

做法：大枣 70 克，枸杞子 15 克，米 100 克。先将大枣、枸杞子等食材先泡水并清洗干净；大枣、枸杞子、米一同放入锅内煮熟，适当添加红糖调味即可。可以依照个人需要及喜好控制黏稠程度以及甜度。

功效：补气养血、补肝明目。

5. 大枣参杞膏

做法：大枣 30 个，玄参 30 克，乌梅 6 个，枸杞子 15 克。上几味加水 4 碗煮沸 20 分钟后加入适量冰糖（也可用红糖），煎至微稠，待稍凉后用容器装之备用。一般每次 2 汤匙，每日 2 次。

功效：补中益气、养血补血。适合于体虚、脾胃弱或手术之后者的调养。

6. 墨旱莲大枣汤

做法：鲜墨旱莲 50 克，大枣 20 枚。先将墨旱莲和大枣洗净，一同放入锅中，加水适量，煨汤，熟后去渣，饮汤吃枣。

功效：滋补肝肾、养血止血。适用于胃十二指肠球部溃疡出血、失血性贫血等。

（七）莲子

莲子，性味甘、涩、平，归脾、肾、心经，具有补脾止泻、益肾固精、养心安神等功效。

常用食疗方如下。

1. 莲子地瓜粥

做法：莲子、地瓜、小米。所有食材处理干净后，放入锅中，加水煮熟。

功效：健脾补肾、养心安神、助眠补脑。由于本品含有大量碳水化合物，不可过多进食。

2. 莲子老鸭汤

做法：莲子、老鸭、山药各适量。所有食材处理干净后，放入砂锅中，加水焖煮40分钟。

功效：健脾益胃、滋肾益精、降低血糖、护肝明目。可预防高血糖、高血脂的发生。

3. 莲子桂圆茶

做法：莲子、桂圆、枸杞子各适量。所有食材处理干净后，放入杯中，开水冲泡。

功效：补心益脾、养血安神、美容养颜。可改善脾虚久泻、气血不足、失眠多梦、健忘等症状。

4. 莲子银耳羹

做法：莲子、银耳、大枣、冰糖各适量。所有食材处理干净后，放入锅中，加水熬煮40分钟。

功效：润肺生津、补脾益肾。可缓解食欲不佳、消化不良、腰膝酸软等症状。

（八）陈皮

陈皮，苦、辛，温，归肺、脾经，具有理气健脾、燥湿化痰的功效。

常用食疗方如下。

1. 陈皮生姜汤

做法：陈皮10克，生姜3片，红糖15克。陈皮、生姜一同放入砂锅，加水500毫升，大火煮5分钟，加入红糖略煮即成。

功效：温胃散寒、理气止呕。适用于胃寒型胃脘胀痛的人群服用。

2. 陈皮香苏饮

做法：陈皮10克，藿香10克，紫苏叶10克。上几味一同放入砂锅，加水 800 毫升，大火煮沸 5 ～ 10 分钟即成，代茶饮用。

功效：疏散风寒、理气止呕。适用于感冒，尤其是胃肠型感冒者服用。

3. 陈皮决明子茶

做法：陈皮 10 克，决明子 20 克。上两味一同放入砂锅，加水 800 毫升，大火煮沸，小火煎煮 20 分钟即成，代茶饮用。

功效：理气消积。适用于脂肪肝、高脂血症的人群服用。

4. 陈皮山楂神曲粥

做法：陈皮 5 克，山楂 15 克，神曲 10 克，粳米 100 克。陈皮切细丝备用。山楂、神曲一同放入砂锅，加适量水，大火煮沸，小火煎 15 分钟，去渣留汁。粳米洗净，加入药汁，再放适量清水，大火煮沸，小火熬煮成粥，待粥将成时放陈皮细丝，调入精盐即成。

功效：消食化滞、活血消积。适用于食滞腹胀、消化不良或高脂血症、脂肪肝的人群服用。

5. 陈皮核桃粥

做法：陈皮 6 克，核桃肉 10 个，粳米 100 克。上述用料洗净，一同放入砂锅，加适量清水，大火煮沸，小火熬煮成粥，调入精盐即成。

功效：行气通便。适用于便秘伴有平素畏寒、手足不温的人群服用。

（九）饴糖

饴糖，味甘而温，入脾经、胃经，也入肺经，有温中补虚、生津润燥的功效。

常用食疗方如下。

1. 饴糖大米粥

做法：饴糖 30 克，大米 100 克。将大米淘净，放入锅中，加清水适量，煮为稀粥，待熟时调入饴糖，再煮一二沸服食。

功效：补虚健中、缓急止痛。适用于脾胃虚弱、脘腹冷痛、食欲不振等。

2. 猪板油饴蜜

做法：猪板油、饴糖、蜂蜜各 120 克，共熬成膏，每日服数次，每次一汤匙，口中含化。

功效：润肺平喘。适用于咳嗽痰喘证。

3. 香橼饴糖

做法：鲜香橼 1 ～ 2 个，饴糖适量。将香橼洗净切碎，放于有盖的器皿中，加入饴糖，隔水炖至香橼稀烂。早晚服食，每次 1 匙。

功效：理气宽中、化痰止咳。适用于老年性慢性支气管炎，痰多、咳喘等。

4. 生地饴糖鸡

做法：生地黄 250 克，饴糖 150 克，乌鸡 1 只。将乌鸡去毛杂，洗净，纳生地黄、饴糖于鸡腹中，置碗内，蒸熟，食肉饮汁。

功效：补肾填精。适用于腰背疼痛、骨髓虚损、不能久立、身重气乏、盗汗、食少等。

5. 生姜饴糖饮

做法：生姜 30 克，饴糖 40 克。将生姜切碎，同饴糖加清水适量煮沸约 5 分钟后，去渣取汁，趁热饮服。每日 1 剂，代茶频饮。

功效：散寒解表、化痰平喘。适用于支气管哮喘、呼吸急促等。

6. 小建中膏

做法：桂枝、生姜、大枣各 110 克，白芍 220 克，炙甘草 70 克，饴糖 370 克。将诸药择净，研细，水煎 2 次，2 液合并，文火浓缩，加入饴糖煮沸收膏即成。口服，每次 20 ～ 30 毫升，每日 3 次，用时摇匀。

功效：温中补虚、缓急止痛。适用于脾胃虚寒、脘腹疼痛、喜温喜按、嘈杂吞酸、面色萎黄、食少、舌质淡胖、脉虚弱，或胃及十二指肠溃疡见上述证候者。

7. 五果膏

做法：龙眼肉、红枣肉各 250 克，核桃肉、莲子肉各 500 克，榧子肉 1000 克，饴糖 250 克。将上药择净，研细，水煎 2 次，2 液合并，文火浓缩，加饴糖收膏。每次 10 克，每日 3 次，温开水适量送服。

功效：生津止嗽。适用于虚证咳嗽。

三、疏肝理气类

（一）玫瑰花

玫瑰花，味甘，性温，气味芳香，药性平和，归肝、脾、胃经，具有疏肝、理气、活血的功效。

常用食疗方如下。

1. 玫瑰花粥

做法：甘草、红茶各6克，金银花10克，玫瑰花4克，粳米100克，白糖适量。将甘草、红茶、金银花、玫瑰花加水煎汁，去渣取汁，倒入洗净的粳米，煮成粥后加白糖即可。

功效：固肠止涩、行气止痛、清热解毒。

2. 玫瑰蜂蜜茶

做法：红茶1包，玫瑰花20朵，糖或蜂蜜适量。锅中倒入250毫升水，煮开后放入玫瑰花，用文火煮2分钟，熄火，然后倒入红茶包，浸泡40分钟后取出，将茶汁过滤到茶杯里，加入蜂蜜或糖即可。

功效：行气活血、化瘀、调和脏腑。经常饮用可以使人面色红润、身体健康。

3. 玫瑰鸭梨

做法：玫瑰花3朵，鸭梨4个，冰糖100克。将鸭梨洗净，切成3cm见方的块。玫瑰花瓣与鸭梨、冰糖放入锅内，注入清水2000毫升，大火烧沸，转小火焖煮约半小时即成。

功效：润肺止咳、美润肤肌。

4. 玫瑰枣糕

做法：白面500克，小米面70克，小枣90克，蜜枣60克，红糖250克，玫瑰花瓣5克，食用碱适量。发面中加入适量食用碱，与红糖水、小米面、玫瑰花同搅成稠糊状，倒入糕模中，刮平，放上小枣、蜜枣，上笼用旺火蒸20分钟即可。

功效：补脾肾、养气血。对于脾虚食少，面黄肌瘦等症有良好效果。

5. 玫瑰花鱼

做法：鲜玫瑰花4朵（摘瓣洗净切丝），鳜鱼肉400克（切条），花生油、熟芝麻、白糖、湿淀粉各适量。将鳜鱼放入盆内加湿淀粉拌匀；炒锅洗干净，上火放入花生油适量，烧至六成热时，把浆好的鳜鱼逐条放入油中，再放入适量白糖调味，翻炒至能拉出长丝时，加玫瑰花丝，迅速翻炒几下，盛在抹好油的平盘内，撒上芝麻，晾凉后即可食用。

功效：补气血、益脾胃、疏肝解郁、活血调经。

6. 玫瑰香蕉

做法：鲜玫瑰花1朵，香蕉500克，鸡蛋1个，面粉、白糖、芝麻、生油、淀粉各适量。香蕉去皮切成块；鲜玫瑰花摘洗净，控干水，切成粗丝；鸡蛋打入碗内，加面粉、湿淀粉拌匀调成糊；芝麻淘洗干净炒熟。炒锅置火上，注入生油，烧至五成热，将香蕉块粘一层面糊，逐块入油锅，炸至呈金黄色时捞出，控净油。锅内留底油少许，放入白糖，待糖炒至黄色时下入炸好的香蕉块，翻炒几下，使白糖全部裹在香蕉上面，再在白糖香蕉上撒上熟芝麻，颠翻几下，盛入抹好油的平盘内，撒上鲜玫瑰花即可。

功效：健脾胃、通肠道。可用于肝胃气痛、烦渴、痔血、肿毒、便结等病症的食疗。

7. 玫瑰豆腐

做法：鲜玫瑰花1朵，豆腐2块，鸡蛋1个，生油、面粉、白糖、淀粉、青丝各适量。玫瑰花摘洗干净，切成丝，放在盘内；豆腐切成小块；鸡蛋打入碗内，加上湿淀粉、面粉，搅成鸡蛋糊。将炒勺洗净烧热，倒入生油，把豆腐块沾上干淀粉，再挂上蛋糊，下油锅炸至金黄色，捞出，沥去油。炒勺内放少许清水，下入白糖搅炒，使其溶化起大泡，放入炸好的豆腐块翻炒几下，放入鲜玫瑰丝及青丝，见糖发白时盛入盘内，再撒上白糖即成。

功效：益气和胃、和血散瘀。可用于肝胃气痛、腹胀、消渴、乳痈、肿毒等病症的食疗。

（二）佛手

佛手，味辛、苦，性温，具有疏肝解郁、理气和中、燥湿化痰的功效。常用食疗方如下。

1. 佛手饮

做法：佛手 10 克，陈皮 3 克，冰糖适量。上三味放入砂锅，大火煮沸后文火煮 10 分钟，去渣留汁，调入冰糖，当茶饮用。

功效：理气和胃、行气止痛。适用于胸胁疼痛的人群。

2. 佛手山楂粥

做法：佛手 10 克，山楂 15 克，小米 50 克。佛手、山楂放入砂锅，加适量清水，大火煮沸，小火煎煮 20 分钟，去渣留汁。小米淘洗干净，放入砂锅，加入药汁及适量沸水，大火煮沸后小火熬煮成粥，服食时可调入冰糖。

功效：理气健脾、消食化积。适合脂肪肝、高脂血症的人群，或是胃脘胀闷、消化不良、食欲不振者。

3. 佛手三七茶

做法：佛手 5 克，三七 5 克。上二味研成细末，每次取 3 克，放入杯中，注入沸水，加盖 5 ～ 10 分钟，即可饮用。

功效：疏肝理气、降脂。适合于肝胃气痛、胃脘胀痛，或是脂肪肝、高脂血症的人群。

4. 佛手陈皮丝瓜络饮

做法：佛手 10 克，陈皮 3 克，丝瓜络 15 克。上三味一同放入砂锅，加适量清水，大火煮沸，小火熬煮 15 分钟，当茶饮用。

功效：理气化痰。适用于咳嗽痰多，咳痰色白，甚至咳嗽时伴有胸胁疼痛的人群饮用。

5. 佛手车前草猪肉汤

做法：佛手 10 克，车前草（鲜品）50 克，生姜 3 片，猪瘦肉 300 克。猪瘦肉切块，佛手、车前草洗净，车前草切段。将佛手、车前草与猪瘦肉、生姜一起放入砂锅，大火煮沸，小火熬煮 1 ～ 1.5 小时，调入精盐即可食用。

功效：理气祛湿。适用于胃脘胀闷、不思饮食、大便稀烂的人群，或是白带过多的妇女食用。

（三）菊花

菊花，味辛、甘、苦，其性微寒，具有疏散风热、平肝明目、清热解毒的功效。

常用食疗方如下。

1. 二花茶

做法：菊花 10 克，金银花 10 克，冰糖适量。泡水作茶饮。

功效：疏散风热、清热解毒。此茶适用于风热感冒、咽喉肿痛、痤疮等人群饮用。

2. 菊楂决明子茶

做法：菊花 10 克，山楂 15 克，决明子 15 克。煎水代茶饮。

功效：健脾消食、平肝降脂、润肠通便。适应于脂肪肝、高脂血症、大便秘结的人群饮用。

3. 菊花粥

做法：菊花 5 克，粳米 50 克，冰糖适量。菊花去蒂剥取花瓣备用。粳米淘洗干净，放入砂锅，加适量水，大火煮沸，小火熬煮成粥，待粥将成时放入菊花瓣及冰糖，略煮即成。

功效：清肝明目、养阴生津。适用于秋季预防秋燥服用。

4. 菊花山药粟米粥

做法：白菊花 10 克，鲜山药 150 克，小米 100 克。菊花拣杂洗净，山药去皮洗净切片，粳米淘洗干净后与山药一起煮粥，将成时，调入菊花稍煮至粥成。

功效：清肝明目、补虚降压。适用于头痛眩晕、纳食少、大便溏薄者。

（四）决明子

决明子，甘、苦、咸，微寒，入肝、胆经，具有清肝明目的功效。

常用食疗方如下。

1. 决明子粥

做法：决明子（炒）10～15克，粳米100克，冰糖少许。先把决明子入锅中炒香，取出，待冷再入砂锅中，水煎去渣取汁，同粳米、冰糖煮粥即成。每日1剂，连用5～7日为1个疗程。

功效：清肝、明目、通便、降血压、降血脂。适用于目赤肿痛、怕光多泪、高血压、高血脂症、习惯性便秘等。

2. 决明苁蓉蜂蜜茶

做法：炒决明子、肉苁蓉各10克，蜂蜜适量。将决明子、肉苁蓉共入茶杯中，沸水冲泡，盖焖10分钟，调入蜂蜜适量即成。代茶频饮。

功效：润肠通便。适用于习惯性便秘和老年性便秘。

3. 决明山楂菊花茶

做法：决明子、生山楂片各15克，菊花3克。将上述三品共入保温瓶中，以沸水冲泡，盖焖30分钟即成。每日1剂，代茶频饮，连用20～30日。

功效：活血通脉。适用于老年性心血管疾病。

4. 决明槐花蒲黄茶

做法：决明子10克，槐花6克，蒲黄6克。将上述三品共入保温瓶中，以沸水冲泡，盖焖10分钟即成。每日1剂，代茶频饮。

功效：降血压、降血脂。适用于冠心病、高血压病、动脉硬化、胆固醇含量过高等。

5. 决明菊花旱莲饮

做法：决明子30克，杭菊花、旱莲草各20克，白糖适量。将上述三品共入锅中，加水500毫升，煎取300毫升，加白糖适量即成。每日分3次服，连服5～7日为1个疗程。

功效：清肝火、降血压。适用于先兆性子痫之高血压、头痛眩晕、恶心呕吐等症。

6. 决明沙杞牛膝汤

做法：决明子9克，沙参15克，牛膝9克，枸杞子15克，蜂蜜适量。将前四味药共入锅中，水煎去渣取汁，调入适量蜂蜜即成。每日1剂，连服数日。

功效：滋阴清热、养肝明目。适用于阴虚干热型青光眼等病证。

7. 决明菊花钩藤粥

做法：炒决明子 15 克，白菊花 10 克，钩藤 10 克，粳米 100 克，冰糖少许。先将决明子入锅中炒至微香，再同菊花、钩藤共煎取汁，将药汁、粳米共煮成粥，调入适量冰糖稍炖即成。每日 1 剂，连用数日。

功效：息风定惊、平肝阳。适用于中风患者。

8. 决明减肥茶

做法：决明子 20 克，山楂 20 克，麦芽 20 克，陈皮 20 克，泽泻 20 克，茯苓 20 克，神曲 20 克，夏枯草 20 克，炒二丑 6 克，赤小豆 20 克，莱菔子 20 克，藿香 20 克，茶叶 20 克。上述诸品研为粗末，每次 6 ～ 12 克泡茶用。代茶饮。

功效：减肥轻身。

第二节　儿灸、儿推、儿罐概述

一、小儿体质概述

中医儿科学是中医学的一部分，是我国人民几千年来同疾病做斗争的经验总结，历代儿科医家都对小儿体质进行了总结。

明代儿科医生万全在《育婴家秘》里提出，"小儿阳常有余，阴常不足""心肝有余，肺脾肾常不足"的观点。张介宾在《景岳全书·小儿则》阐述了"小儿阳非有余，真阴不足"的学说和经验。吴瑭在《温病条辨·解儿难》创立了小儿稚阴稚阳的学说。钱乙在《小儿药证直诀》里，创立了小儿补阴代表方——六味地黄丸。

随着社会科技的进步，冰箱、空调的普及，吹空调、吃冷饮成了小朋友们的日常，完全背离了"忌生冷，避风寒"的养生原则。所以，就现代社会环境来说，小朋友多阳虚体质，大部分小朋友都存在肺卫不固、脾肾阳虚的情况。这和小朋友平常吹空调、吃冷饮有非常大的关系。所以，肺常不足、脾常不足、肾阳常虚、肾阴不足、心肝有余是现代小儿体质的表现。

二、小儿常见疾病

小儿稚阴稚阳，阳非有余，阴常不足，心肝有余，肺脾肾不足，其中尤以肺、脾、肾三脏的疾病常见。

肺虚则卫外不固，易感外邪，常见感冒、发热、咳嗽、鼻炎、肺炎、哮喘、腺样体肥大、扁桃体肥大、过敏体质、自汗等。

脾虚则吸收和运化功能差，常见营养不良、面黄肌瘦、食积、疳证、便溏、贫血、紫癜、水肿等。

肾虚可见盗汗、尿频、遗尿、夜啼、不寐、生长发育迟缓等。

小儿体质稚阴稚阳，肺脾肾常不足，故小儿发病容易，传变迅速，容易感冒，易伤饮食，但是，小儿脏气清灵，易趋康复。

三、小儿热敏灸概述

小儿热敏灸是在陈日新教授的热敏灸基础上，根据小儿"稚阴稚阳，阳非有余，阴常不足，心肝有余，肺脾肾不足"的特点，采用点燃的艾材产生的艾热悬灸热敏态穴位，激发透热、扩热、传热、局部不（微）热远部热、表面不（微）热深部热、非热感觉等热敏灸感和经气传导，让患儿微微出汗，并施以个体化的饱和消敏灸量，从而提高艾灸疗效的一种新疗法。

传统的悬灸疗法是以经穴为灸位，局部与表面的温热为灸感，每穴艾灸时间没有个体化的明确灸量指征，其临床灸疗疗效的潜力未能发挥。

小儿热敏灸疗法与传统温和灸疗法都是对准穴位的悬灸疗法，但有以下不同。

1. 灸感不同　灸感即施灸时患儿的自我感觉。悬灸疗法的艾热作用于体表，自然产生热感。针刺疗法的精髓与灵魂是"刺之要，气至而有效"，即激发经气，气至病所。小儿热敏灸强调施灸过程中产生除了透热、扩热、传热、局部不（微）热远部热、表面不（微）热深部热、非热感觉等6种热敏灸感和经气感传外，还有患儿全身微微出汗的表现，往往能够让患儿边灸边安静入睡，而传统悬灸仅有局部和表面的热感。

2. 灸位不同　灸位即施灸部位。小儿热敏灸是在热敏穴位上施灸，热敏穴位对艾热异常敏感，最易激发经气感传，产生小刺激、大反应。传统悬灸未认识到穴位有敏态化与静息态之别，因此不要求辩别与选择热敏穴位施灸，因此激发经气感传的效率很低，也没有强调灸至患儿微微出汗。

3. 灸量不同　灸量即艾灸的每次有效作用的剂量。艾灸剂量由艾灸强度、艾灸面积、艾灸时间三个因素组成，在前两个因素基本不变的情况下，艾灸剂量主要由艾灸时间决定。在施行热敏灸疗法时，每穴的施灸时间不是固定不变的，而是因人、因病、因穴而不同，是以个体化的热敏灸感消失为度的施灸时间，这是患病机体自身表达出来的需求灸量，所以是最适合的个体化充足灸量即饱和消敏灸量。而传统悬灸的灸量每次每穴一般 10 ～ 15 分钟，或者以局部皮肤潮红为度，往往达不到治疗个体化的最佳灸量。小儿热敏灸是在完成热敏灸个体化的艾灸剂量的基础上，以患儿全身微微出汗为标准。

4. 灸效不同　临床研究表明，热敏灸可以激发经气，气至病所，实现古人"气至而有效"的要求，因此小儿热敏灸的疗效较传统悬灸的疗效有大幅度提高，尤其对感冒、发热、咳嗽、肺炎、哮喘、过敏性鼻炎、扁桃体肥大、腺样体肥大、腹泻、食积等病证有良好疗效。

四、小儿热敏灸的治疗原则

小儿热敏灸遵循《黄帝内经》"寒者热之，热者寒之""不盛不虚以经取之"的原则，针对当下小儿因吹空调、吃冷饮造成的阳非有余、肺脾肾常虚的体质，对于阳虚寒湿证往往可以起到立竿见影的效果。窦材《扁鹊心书》记载："保命之法，灼艾第一！"张介宾《景岳全书》里强调："天之大宝，只此一丸红日。人之大宝，只此一息真阳！"吴瑭在《温病条辨》卷六《解儿难》里提出了苦寒药为儿科之大禁的观点。当下社会，西医观念深入人心，小朋友往往一感冒发热就去输液。小儿体质本身阳非有余，又因为空调、冰箱已经消耗了很多的阳气，加上寒凉的西药抗生素滥用，使小儿体质雪上加霜。

所以，小儿热敏灸的治疗以寒者热之、扶正祛邪、微微出汗为原则，而且不用打针，不用吃药，小朋友和家长都乐于接受。大多数医生或者病人觉得伤阴、伤津液的艾灸，其实多指古代的直接灸、化脓灸及没有在辨证施治指导下的灸法。小儿热敏灸采用悬灸的方式，起到的是温经散寒、行气通络、扶阳固脱、升阳举陷、泻热拔毒、消瘀散结的作用，严格按照热敏灸个体化剂量标准，不会有任何副作用。

五、小儿热敏灸的选穴原则

在所有探查出来的热敏穴中，按照如下原则选取最佳的热敏穴进行小儿热敏灸治疗。

1. 以出现热敏灸感经过，或直达病变部位的热敏穴位为首选。
2. 以出现非热灸感的热敏穴位为首选热敏穴位，而痛感又优于酸胀感。
3. 以出现较强的热敏灸感的热敏穴位为首选热敏穴位。
4. 以能够让患儿全身微微出汗的热敏穴位为首选热敏穴位。
5. 以能够让患儿安静入睡的热敏穴位为首选热敏穴位。

六、小儿热敏灸的热敏穴位分布

小儿热敏灸热敏穴位高发部位分布如下。

1. 头部　百会、风池、风府、耳屏、印堂、神庭、迎香、翳风、下关。
2. 上焦　大椎、肩井、神藏、中府、肺俞、至阳。
3. 中焦　鸠尾、中脘、脾俞、胃俞、大包。
4. 下焦　府舍、中极、肾俞、腰阳关、次髎。
5. 四肢　曲池、手三里、委阳、内膝眼、三阴交。

七、小儿热敏灸的灸感

1. 百会　灸感扩散、渗透至颅内，并且扩散至整个头顶。

2. 风池　灸感扩散、渗透至颅内、耳朵、下颌骨，并且扩散至整个后脑。

3. 风府　灸感扩散、渗透至颅内，整个后脑有热感。

4. 耳屏　灸感扩散、渗透至耳道内、脸颊，双侧耳屏同时施灸，效果更佳。

5. 印堂　灸感扩散、渗透至整个前额，额部有沉重感，并且向上传至颠顶。

6. 神庭　灸感扩散、渗透至整个前额，并且向上传至颠顶。

7. 迎香　灸感扩散、渗透至鼻腔，有麻感，可以快速疏通堵塞的鼻腔。

8. 翳风　灸感扩散、渗透至耳内、下颌骨、脸颊。

9. 下关　灸感扩散、渗透至下颌骨、嘴角。

10. 大椎　灸感扩散、渗透范围很大，并向上传至头部。

11. 肩井　灸感扩散、渗透向上至耳后，向下至肩关节。

12. 神藏　灸感扩散、渗透至胸腔内，至后背肩胛骨、整个胸部有热感，并沿手太阴肺经传至腋窝、肘关节、腕关节、小手指。

13. 中府　灸感扩散、渗透至腋窝，并沿手太阴肺经传至腋窝、肘关节、腕关节、小手指。

14. 肺俞　灸感扩散、渗透至胸腔，并沿手太阳小肠经传至肩关节、肘关节、腕关节、小手指。

15. 至阳　灸感扩散、渗透至胸腔、心脏、胃部。

16. 鸠尾　灸感扩散、渗透至心脏、胃部。

17. 中脘　灸感扩散、渗透至上腹部深处、胃部。

18. 脾俞　灸感扩散、渗透至上腹部深处。

19. 胃俞　灸感扩散、渗透至上腹部深处、胃部。

20. 大包　灸感扩散、渗透至胸腔、心脏。

21. 府舍　灸感扩散、渗透至腹腔、后腰，并沿足三阴经下传至足底。

22. 中极 灸感扩散、渗透至下腹部。

23. 肾俞 灸感扩散、渗透至腹腔深处。

24. 腰阳关 灸感扩散、渗透至腹腔深处。

25. 次髎 灸感扩散、渗透至腹腔、臀部，并沿足太阳膀胱经传至大腿、膝关节、小腿、踝关节、脚底外侧。

26. 内膝眼 灸感扩散、渗透至膝关节腔，整个膝盖内部热感较强。

27. 曲池 灸感扩散、渗透向下沿手阳明大肠经至食指，向上至肩关节。

28. 手三里 灸感扩散、渗透向下沿手阳明大肠经至食指，向上至肩关节。

29. 委阳 灸感扩散、渗透至小腿外侧，并沿足太阳膀胱经传至外踝关节、脚底外侧。

30. 三阴交 灸感扩散、渗透向上至腹部。

八、小儿热敏灸的瞑眩反应

小儿热敏灸是一种扶正祛邪、温阳散寒、行气经络的治疗方式，可以提高小儿正气、体质、免疫力，小朋友阳气足了，可能会出现很多的"瞑眩反应"。《尚书·说命》说："药不瞑眩，阙疾弗廖！"意思是说疾病的治疗不管用药还是针灸外治，要想从根本上解决造成疾病的原因，达到从根本上治疗疾病的目的，药物或者外治法不出现瞑眩反应，是不可能达到效果的。

那么瞑眩反应指什么？

通俗讲，瞑眩反应是指排毒、排病反应，比如小儿热敏灸治疗后，出现出汗、嗜睡、呕吐、拉肚子、皮疹、咳嗽咳痰等，但是舌苔和孩子的精气神较治疗前有改善和好转。

中医对疾病治疗的理念是给进入人体的外邪一个出路。比如中医治疗感冒发热的汗法，就是通过药物或者针灸，发汗解表，让病人全身微微出汗，让进入人体的风寒湿邪，可以随着出汗而排出体外，邪去正安，热自然就退了。

九、发热的真相

《素问·评热病论》曰："今邪气交争于骨肉而得汗者，是邪却而精胜也。精胜，则当能食而不复热。复热者，邪气也。汗者，精气也。今汗出而辄复热者，是邪胜也。"

中医认为发热是人体正气和邪气相争表现出来的表象，不能为了退热而退热，特别是对于风寒感冒、风寒郁热，退热贴、冰敷、酒精擦身体、吹风都是不适合的。发热，能够体现体内正邪相争的情况。

正气足，邪气弱，发热很快会好，或者还等不到发热，外邪就排出去。

正气足，邪气盛，相持不下，发热就一下好不了，容易反复，这个时候特别需要小儿热敏灸扶阳散寒、行气通络，施灸后，只要患儿全身微微汗出，一定可以热退身静而愈。

正气不足，邪气盛，邪气直接入里，发热的机会都没有。

正气不足，邪气也弱，那么就会经常反复低热。

市面上几乎所有的退热药都含对乙酰氨基酚，会造成一定的肝肾损伤，所以发热一定要慎用退热药。外感、食积发热通过小儿热敏灸治疗，灸至全身微微出汗，完全可以一两次就退热，不用打针，不用吃药。

十、小儿推拿概述

小儿推拿是推拿疗法的一个重要分支，是在中医理论指导下，根据小儿生理病理特点，在其体表特定的穴位或部位施以手法，以防治疾病或助长益智的一种外治疗法。

五脏六腑常见穴位及手法如下。

（一）肺和大肠

1. 天门

位置：眉心至前发际成一直线。

手法：两拇指自下而上交替直推。

主治：头痛、感冒、发热等。

2. 坎宫

位置：自眉心起沿眉至眉梢成一横线。

手法：两拇指自眉头至眉梢分推。

主治：外感、头痛、惊风。

3. 太阳

位置：眉梢后凹陷处。

手法：两中指按揉。

主治：发热、头痛、惊风。

4. 肺经

位置1：无名指。

位置2：肘关节桡侧至腕关节桡侧成一直线。

手法1：医者拇指自患儿无名指指根推至指尖，称清肺经。

手法2：医者食指、中指指腹沿患儿肘关节桡侧推至腕关节桡侧，称清肺经。

主治：感冒、发热、咳嗽。

5. 三关

位置：前臂桡侧，阳池至曲池成一线。

手法：用拇指面或者食、中指面自腕推向肘，称推三关。

主治：发热、恶寒、无汗。

6. 天河水

位置：前臂正中，总筋至曲泽成一直线。

手法：用食指、中指指腹自腕推向肘，称清天河水。用指腹拍打天河水，称打马过天河。

主治：发热。

7. 六腑

位置：前臂尺侧，阴池至少海穴成一直线。

手法：用拇指或食指、中指面自肘推向腕，称推六腑。

主治：发热、多汗。

8. 老龙

位置：中指甲根正中后一分处。

手法：用拇指指甲做掐法，称掐老龙。

主治：急惊风。

9. 龟尾

位置：尾椎骨端。

手法：用拇指端或者中指端揉龟尾，称揉龟尾。

主治：泄泻、便秘、遗尿。

10. 大肠

位置：食指桡侧缘。

手法 1：从食指指尖推向指根，称补大肠。

手法 2：从食指指根推向指尖，称清大肠。

主治：补大肠治疗腹泻，清大肠治疗便秘。

11. 摩腹

位置：肚脐周围一圈。

手法 1：顺时针摩腹。

手法 2：逆时针摩腹。

主治：顺时针摩腹治疗便秘，逆时针摩腹治疗腹泻。

（二）脾和胃

1. 脾经

位置：拇指指腹。

手法：循拇指指腹桡侧缘推向指根，称补脾经。

主治：消化不良、呕吐、泄泻、疳积。

2. 板门

位置：大鱼际部。

手法：指端按揉大鱼际，称柔板门。

主治：腹胀、呕吐、泄泻。

3. 胃经

位置：拇指掌面近心端第一节。

手法：按揉拇指掌面近心端第一节。

主治：食欲不振、烦渴善饥。

4. 四横纹

位置：掌面食、中、无名、小指第一指间关节横纹处。

手法：拇指甲掐或者按揉称掐揉四横纹；或者四指并拢，自食指横纹处推向小指横纹，称推四横纹。

主治：惊风、疳积、消化不良。

（三）心和小肠

1. 心经

位置：中指指腹。

手法：用拇指指腹推，称推心经。

主治：烦躁不安、身热无汗。

2. 小肠

位置：小指尺侧边缘，自指尖到指根成一直线。

手法 1：指尖推向指根，称补小肠。

手法 2：指根推向指尖，称清小肠。

主治：补小肠治疗多尿、遗尿，清小肠治疗小便短黄不利、尿闭。

（四）肝和胆

肝经

位置：食指指腹。

手法：用拇指指腹直推食指指腹，称清肝经。

主治：烦躁不安、惊风。

（五）肾和膀胱

1. 肾经

位置：小指指腹。

手法：用拇指指腹旋推小指指腹，称补肾经。

主治：先天不足、久病体虚、遗尿。

2. 肾顶

位置：小指顶端。

手法：以中指或拇指端按揉小指顶端，称揉肾顶。

主治：自汗、盗汗。

3. 肾纹

位置：手掌面，小指第二指间关节横纹处。

手法：以中指或者拇指端按揉肾纹，称揉肾纹。

主治：目赤、鹅口疮。

十一、小儿拔罐

小儿拔罐具有疏通经络、行气活血、扶正祛邪的作用，相对于成人拔罐，小儿拔罐更注重安全、快速、有效。一般孩子采用闪火法，或者抽气罐，主要针对外感或体内脾虚湿滞，取背部大椎、肺俞、至阳、脾俞、胃俞等穴位，一般不留罐，或者留罐 10 ~ 20 秒，看到罐内皮肤变成红色、紫色、黑色后，颜色不再加深取罐，这样可以起到祛邪而不伤正气的效果。

第三节　儿童常见问题的儿灸、儿推、儿罐调理

一、感冒

感冒是小儿最常见的一种肺系疾病，主要由于感受风寒外邪所致，临床

以发热、恶寒、鼻塞流涕、打喷嚏、咳嗽为主要症状，一年四季均可发生，尤以冬春季节和气候变化时发病为高。感冒初期多为风寒或者风寒郁热，小儿热敏灸效果非常好，及时施灸，2～3天就可以治愈。

（一）临床表现

发热、恶寒、鼻塞流涕、打喷嚏、咳嗽。

（二）热敏穴位探查

对穴位热敏高发的耳屏、印堂、迎香、风池、大椎、肺俞等穴区进行穴位热敏探查，标记热敏穴位。

（三）热敏灸操作

1. 双侧耳屏穴温和灸，灸感扩散、渗透至耳道内、脸颊；温补肾阳，中脘、关元配合艾盒灸，灸至热敏灸感消失，全身微微汗出。

2. 印堂温和灸，灸感扩散、渗透至整个前额，额部有沉重感，并且向上传至颠顶。

3. 双侧迎香温和灸，灸感扩散、渗透至鼻腔，有麻感，可以快速疏通堵塞的鼻腔。

4. 双侧风池温和灸，灸感扩散、渗透至颅内、耳朵、下颌骨，并且扩散至整个后脑；脾俞、肾俞配合艾盒灸，灸至热敏灸感消失，全身微微汗出。

5. 大椎单点温和灸，灸感扩散、渗透范围很大，并向上传至头部。

6. 双侧肺俞温和灸，灸感扩散、渗透至胸腔，并沿手太阳小肠经传至肩关节、肘关节、腕关节、小手指。

（四）灸疗疗程

每天2次，灸至感冒症状消失，1～2天即可。

（五）验案举例

余某，男，8岁，2021年7月25日就诊。因吹空调今晨起出现鼻塞流涕、打喷嚏、恶寒，体温 39.1℃。在大椎、迎香、印堂、肺俞穴探及穴位热敏，遂选取印堂单点温和灸，迎香双点温和灸，加中脘、关元艾盒灸。印堂穴喜热、扩热、渗热明显，并有沉重感，5 分钟后沉重感消失，遂停灸。改迎香穴施灸，施灸 1 分钟即感觉鼻子通畅，扩热、渗热明显，15 分钟后灸感逐渐消失，患儿全身微微汗出。改背后大椎、肺俞穴施灸，加脾俞、肾俞艾盒灸。大椎穴扩热、渗热明显，热感往头部传导扩散，5 分钟后整个后脑部均有温热感，10 分钟后热感消失，遂停灸。改肺俞双点温和灸，即感觉热往胸腔扩散、渗透，并沿手太阳小肠经往肩关节、肘关节扩散，10 分钟后灸感消失，遂停灸。治疗后鼻塞、流清涕明显减轻，体温 37.8℃。嘱避风寒，注意保暖。

（六）儿推治疗

开天门、推坎宫、揉太阳、揉迎香、清肺经、推六腑、清天河水。

（七）儿罐治疗

大椎、肺俞、至阳拔罐 5 ~ 10 秒，以皮肤出现红色、紫色、黑色为度。

（八）食疗

1. 生姜 5 ~ 10 片，葱白 3 根，红糖适量，水煎或开水泡服。
2. 豆豉 15 克，葱白 3 根，生姜 5 片，水煎热服，避风取暖使微微汗出。

（九）预防调护

1. 加强户外活动，多晒太阳，增强体质，提高抗病能力。
2. 注意气候变化及时增减衣物。讲究卫生，常洗澡更衣。冬春季流感高发季节避免到公共场所。
3. 苍术、白芷、丁香、山奈、甘松、藁本、细辛、防风等药物做成的香囊有很好的预防感冒作用。
4. 平时多喝开水，多吃新鲜水果、蔬菜。
5. 饮食宜清淡，避免肥甘厚腻造成食积。
6. 发热患者要注意控制体温，避免体温突然上升引起惊厥。

二、发热

发热是以身体温度高出正常为主要表现的证候，是儿科最常见的证候之一，临床以肌肤热感、腋表体温超过37℃或伴有其他症状为特征。本病一年四季均可发生，年龄越小越容易发热。

（一）临床表现

发热，常伴有外感或者食积症状，外感多高热，食积多低热。体温37～38℃为低热，38.1～39℃为中度发热，39.1～40℃为高热，41℃以上为超高热。

（二）热敏穴位探查

对穴位热敏高发的耳屏、风池、大椎、曲池、肺俞等穴区进行穴位热敏探查，标记热敏穴位。

（三）热敏灸操作

1. 双侧耳屏穴温和灸，灸感扩散、渗透至耳道内、脸颊；温补肾阳，中脘、关元配合艾盒灸，灸至热敏灸感消失，全身微微汗出。

2. 双侧曲池温和灸，灸感扩散、渗透向下沿手阳明大肠经至食指，向上至肩关节、面颊。

3. 双侧风池温和灸，灸感扩散、渗透至颅内、耳朵、下颌骨，并且扩散至整个后脑。

4. 大椎单点温和灸，灸感扩散、渗透范围很大，并向上传至头部。

5. 双侧肺俞温和灸，灸感扩散、渗透至胸腔，并沿手太阳小肠经传至肩关节、肘关节、腕关节、小手指。

（四）灸疗疗程

每天2次，灸至发热症状消失，体温下降，1～2天即可。

（五）验案举例

赵某，女，8 岁。2021 年 11 月 8 日就诊。因受风寒出现发热、流鼻涕、鼻塞等症状，输液 3 天，体温不降，遂来就诊，查体温 41℃。在大椎、耳屏、曲池、肺俞穴探及穴位热敏，遂选取双侧耳屏温和灸，加中脘、关元艾盒灸。双侧耳屏喜热、扩热、散热、透热明显，5 分钟后患儿安静入睡，10 分钟后开始微微汗出。换双侧曲池温和灸，患儿一直未醒，微微汗出。10 分钟后换双风池温和灸，脾俞、肾俞配合艾盒灸，灸感扩散、渗透至颅内、耳朵、下颌骨，并且扩散至整个后脑，全身微微汗出。10 分钟后换大椎单点温和灸，灸感扩散、渗透范围很大。10 分钟后改肺俞双点温和灸，灸感扩散、渗透至胸腔，并沿手太阳小肠经传至肩关节、肘关节。15 分钟后全身停止出汗，遂停灸。治疗后鼻塞、流鼻涕明显减轻，体温降至 38.2℃。

（六）儿推治疗

清肺经、推六腑、清天河水、捏脊、开天门、推坎宫、揉迎香。

（七）儿罐治疗

大椎、肺俞、至阳拔罐 5 ～ 10 秒，以皮肤出现红色、紫色、黑色为度。

（八）穴位放血

少商穴或者耳尖点刺放血，挤出 2 ～ 3 滴血。

（九）药浴法

金银花、连翘、石膏、薄荷各 10 克煎水洗浴。

三、咳嗽

小儿咳嗽一般分为外感六淫和内伤咳嗽，小儿感冒后期比较容易产生咳嗽，脾胃虚弱，内生痰湿也容易咳嗽。临床主要以咳和嗽为主要症状。一年四季均可发生，尤以冬春季节和气候变化时发病为高。一般咳嗽初期及时小儿热敏灸治疗，效果非常好，及时施灸，一般 3～5 天就可以治愈。

（一）临床表现

咳、嗽。

（二）热敏穴位探查

对穴位热敏高发的神藏、膻中、肺俞、至阳等穴区进行穴位热敏探查，标记热敏穴位。

（三）热敏灸操作

1. 双侧肺俞温和灸，灸感扩散、渗透至胸腔，并沿手太阳小肠经传至肩关节、肘关节、腕关节、小手指；脾俞、肾俞配合艾盒灸，灸至热敏灸感消失，全身微微汗出。

2. 双侧神藏温和灸，灸感扩散、渗透至胸腔，并沿手太阴肺经传至腋下、肘关节内侧、腕关节、大拇指；中脘、关元配合艾盒灸，灸至热敏灸感消失，全身微微汗出。

3. 膻中温和灸，灸感扩散、渗透至胸腔、背后。

4. 至阳温和灸，灸感扩散、渗透至胸腔、胸口。

（四）灸疗疗程

每天 1 次，灸至咳嗽症状消失，3～5 天即可。

（五）验案举例

张某，女，12 岁。2021 年 12 月 3 日就诊。因感冒 1 周后出现咳嗽症状。在肺俞、神藏、膻中穴探及穴位热敏，遂选取膻中单点温和灸，肺俞、神藏双点温和灸，加中脘、关元艾盒灸。膻中穴喜热、扩热、渗热明显，向胸腔扩散，10 分钟后热感消失，遂停灸。改神藏穴施灸，施灸 2 分钟即感觉扩热、渗热明显，背后有热感，15 分钟后灸感逐渐消失，患儿全身微微汗出。改背

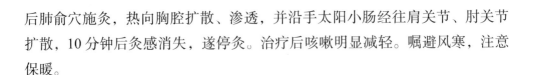

后肺俞穴施灸，热向胸腔扩散、渗透，并沿手太阳小肠经往肩关节、肘关节扩散，10 分钟后灸感消失，遂停灸。治疗后咳嗽明显减轻。嘱避风寒，注意保暖。

（六）儿推治疗

清肺经，按揉肺俞穴、膻中穴。

（七）儿罐治疗

大椎、肺俞、至阳拔罐 10 ～ 15 秒，以皮肤出现红色、紫色、黑色为度。

（八）食疗

1. 白萝卜 100 克，杏仁 10 克，红糖适量，水煎或开水泡服。
2. 芦根汁、梨汁、藕汁、白萝卜汁、冰糖适量，水煎服，适用于风热咳嗽。

四、哮喘

哮喘是小儿常见的一种以发作性哮鸣、气喘为主，伴有咳嗽、痰涎为特征的病证，一般主要与感冒咳嗽不愈、接触异物诱发和素体痰湿有关，冬春季节和气候变化时发病为高。本病一般采用健脾固肺化痰的治疗原则。哮喘初期及时小儿热敏灸治疗，能够有效控制症状，及时施灸，一般 5 ～ 7 天可以缓解症状。

（一）临床表现

哮鸣、气喘为主，伴有咳嗽、痰涎。

（二）热敏穴位探查

对穴位热敏高发的神藏、膻中、肺俞、至阳等穴区进行穴位热敏探查，标记热敏穴位。

（三）热敏灸操作

1. 双侧肺俞温和灸，灸感扩散、渗透至胸腔，并沿手太阳小肠经传至肩关节、肘关节、腕关节、小手指；脾俞、肾俞配合艾盒灸，灸至热敏灸感消失，全身微微汗出。

2. 双侧神藏温和灸，灸感扩散、渗透至胸腔，并沿手太阴肺经传至腋下、肘关节内侧、腕关节、大拇指；中脘、关元配合艾盒灸，灸至热敏灸感消失，全身微微汗出。

3. 膻中温和灸，灸感扩散、渗透至胸腔、背后。

4. 至阳温和灸，灸感扩散、渗透至胸腔、胸口。

（四）灸疗疗程

每天 1 次，灸至哮喘症状消失，一般 1 周即可。

（五）验案举例

刘某，女，10 岁。2021 年 4 月 21 日就诊。素体痰湿，近期感冒 1 周后出现哮喘伴咳嗽症状。在肺俞、神藏、膻中、至阳穴探及穴位热敏，遂选取膻中单点温和灸，肺俞、神藏双点温和灸，加中脘、关元艾盒灸。膻中穴扩热、渗热明显，向胸腔扩散，15 分钟后热感消失，遂停灸。改神藏穴施灸，施灸 3 分钟即感觉扩热、渗热明显，背后有热感，15 分钟后灸感逐渐消失，患儿全身微微汗出。改背后肺俞穴施灸，热向胸腔扩散、渗透，并沿手太阳小肠经往肩关节、肘关节扩散，10 分钟后灸感消失，遂停灸，改至阳穴施灸，热感向胸腔扩散，15 分钟后热感消失，遂停灸。治疗后气喘、咳嗽明显减轻。嘱避风寒，注意保暖。

（六）儿推治疗

清肺经，补脾土，按揉肺俞穴、膻中穴、至阳穴。

（七）儿罐治疗

大椎、肺俞、至阳拔罐 10 ～ 15 秒，以皮肤出现红色、紫色、黑色为度。

（八）食疗

山药粥、黄芪粥，可健脾固肺，也可以常吃百合，常吃黑芝麻、胡桃肉。

五、鼻炎

鼻炎多是小儿感冒没有及时彻底治疗，加上小儿贪玩，衣物不及时穿回而造成，临床以鼻塞为主要症状，一年四季均可发生，尤以冬春季节和气候变化时发病为高。一般鼻炎发作出现鼻塞时，小儿热敏灸效果非常好，及时施灸，2 ～ 3 天就可以治愈。

（一）临床表现

鼻塞流涕。

（二）热敏穴位探查

对穴位热敏高发的印堂、迎香、风池、大椎、肺俞等穴区进行穴位热敏探查，标记热敏穴位。

（三）热敏灸操作

1. 印堂温和灸，灸感扩散、渗透至整个前额，额部有沉重感，并且向上传至颠顶。

2. 双侧迎香温和灸，灸感扩散、渗透至鼻腔，有麻感，可以快速疏通堵塞的鼻腔。

3. 双侧风池温和灸，灸感扩散、渗透至颅内、耳朵、下颌骨，并且扩散至整个后脑；脾俞、肾俞配合艾盒灸，灸至热敏灸感消失，全身微微汗出。

4. 大椎单点温和灸，灸感扩散、渗透范围很大，并向上传至头部。

5. 双侧肺俞温和灸，灸感扩散、渗透至胸腔，并沿手太阳小肠经传至肩关节、肘关节、腕关节、小手指。

（四）灸疗疗程

每天 2 次，灸至鼻塞症状消失，2 ～ 3 天即可。

（五）验案举例

赵某，男，14 岁。2021 年 10 月 16 日就诊。因运动出汗后未及时添加衣物，出现鼻塞流涕。在大椎、迎香、印堂、肺俞穴探及穴位热敏，遂选取印堂单点温和灸，迎香双点温和灸，加中脘、关元艾盒灸。印堂穴喜热、扩热、渗热明显，并有沉重感，10 分钟后沉重感消失，遂停灸。改迎香穴施灸，施灸 1 分钟即感觉鼻子通畅，扩热、渗热明显，15 分钟后灸感逐渐消失，患儿全身微微汗出。改背后大椎、肺俞穴施灸，加脾俞、肾俞艾盒灸。大椎穴扩热、渗热明显，热感向头部传导扩散，10 分钟后整个后脑部均有温热感，10 分钟后热感消失。改肺俞双点温和灸，即感觉热向胸腔扩散、渗透，并沿手太阳小肠经向肩关节、肘关节扩散，15 分钟后灸感消失，遂停灸。治疗后鼻塞、流清涕明显减轻。嘱避风寒，注意保暖。

（六）儿推治疗

开天门，推坎宫，揉迎香、印堂穴。

（七）儿罐治疗

大椎、肺俞、至阳拔罐 20 秒，以皮肤出现红色、紫色、黑色为度。

（八）食疗

平时多吃五指毛桃、山药等具有健脾固肺作用的食物。

六、食积

食积一般指饮食积滞，是因小儿喂养不当，内伤乳食，停积胃肠，脾运失司所引起的一种小儿常见疾病，一年四季均可发生，夏秋季节暑湿困脾时发病率较高。一般食积初期小儿热敏灸治疗，效果非常好，及时施灸，一般1～2天就可以治愈。

（一）临床表现

不思饮食，腹胀嗳腐，大便酸臭或便秘。

（二）热敏穴位探查

对穴位热敏高发的中脘、天枢、食窦等穴区进行穴位热敏探查，标记热敏穴位。

（三）热敏灸操作

1. 双侧天枢温和灸，灸感扩散、渗透至上腹部、腰部；中脘配合艾盒灸，灸至热敏灸感消失，全身微微汗出。
2. 中脘温和灸，灸感扩散、渗透至上腹部、背后。
3. 食窦温和灸，灸感扩散、渗透至胸腔、背后。

（四）灸疗疗程

每天1次，灸至食积症状消失，1～2天即可。

（五）验案举例

徐某，女，9岁。2021年6月8日就诊。因暴饮暴食后出现不思饮食，腹胀嗳腐，大便酸臭。在食窦、中脘、天枢穴探及穴位热敏，遂选取天枢、食窦双点温和灸，中脘单点温和灸，加关元艾盒灸。灸食窦穴，扩热、渗热明显，向胸腔扩散，15分钟后热感消失，遂停灸。改中脘穴施灸，施灸3分钟即感觉扩热、渗热明显，背后有热感，15分钟后灸感逐渐消失，患儿全身微微汗出。改天枢穴施灸，热往腹腔、腰部扩散、渗透，10分钟后灸感消失，遂停灸。治疗后出现饥饿感。嘱忌生冷，暂时少吃。

（六）儿推治疗

补脾土，揉四缝，柔板门，顺时针摩腹。

（七）儿罐治疗

脾俞、胃俞拔罐10～15秒，以皮肤出现红色、紫色、黑色为度。

（八）食疗

1. 山楂10克，山药20克，薏苡仁20克，红糖适量，煮粥代食。
2. 山楂10克，茯苓20克，红糖适量，煮粥代食。

七、腹泻

腹泻，一般指肠胃功能失调，以大便稀薄如水样、便次增多为主要表现。本病一般是因为感受外邪，内伤乳食，脾肾阳虚，脾运失司所引起，一年四季均可发生，夏秋季节多见。腹泻初期小儿热敏灸治疗，效果非常好，及时施灸，一般1～2天就可以治愈。

（一）临床表现

肠胃功能失调，大便稀薄如水样，便次增多。

（二）热敏穴位探查

对穴位热敏高发的天枢、归来、神阙等穴区进行穴位热敏探查，标记热敏穴位。

（三）热敏灸操作

1. 双侧天枢温和灸，灸感扩散、渗透至上腹部、腰部；关元配合艾盒灸，灸至热敏灸感消失，全身微微汗出。

2. 双侧归来温和灸，灸感扩散、渗透至下腹部、腰部。

3. 神阙温和灸，灸感扩散、渗透至腹腔、腰部。

（四）灸疗疗程

每天 1 ~ 2 次，灸至腹泻症状消失，2 ~ 3 天即可。

（五）验案举例

徐某，女，9 岁。2021 年 6 月 8 日就诊。因暴饮暴食后出现不思饮食，腹胀嗳腐，大便酸臭。在神阙、归来、天枢穴探及穴位热敏，遂选取天枢、归来双点温和灸，中脘单点温和灸，加关元艾盒灸。灸归来穴，扩热、渗热明显，向腹腔扩散，15 分钟后热感消失，遂停灸。改神阙穴施灸，施灸 3 分钟即感觉扩热、渗热明显，背后有热感，15 分钟后灸感逐渐消失，患儿全身微微汗出。改天枢穴施灸，热向腹腔、腰部扩散、渗透，10 分钟后灸感消失，遂停灸。治疗后出现饥饿感。嘱忌生冷，暂时少吃。

（六）儿推治疗

补脾土，揉板门，揉四缝，逆时针摩腹。

（七）儿罐治疗

脾俞、胃俞、大肠俞拔罐 10 ~ 15 秒，以皮肤出现红色、紫色、黑色为度。

（八）食疗

1. 莲子 10 克，山药 20 克，薏苡仁 20 克，红糖适量，煮粥代食。

2. 陈皮 10 克，茯苓 20 克，红糖适量，煮粥代食。

八、便秘

便秘是指大便干结、硬结、排便困难、排便时间延长的一种病证，一般是因为气虚无力、燥热内结、乳食积滞、气阴两虚等原因造成，一年四季均可发生。阳虚便秘初期小儿热敏灸治疗，效果非常好，及时施灸，1～2天就可以治愈。

（一）临床表现

大便干结、硬结、排便困难，排便时间延长。

（二）热敏穴位探查

对穴位热敏高发的天枢、归来、次髎等穴区进行穴位热敏探查，标记热敏穴位。

（三）热敏灸操作

1. 双侧天枢温和灸，灸感扩散、渗透至上腹腔、腰部；关元配合艾盒灸，灸至热敏灸感消失，全身微微汗出。
2. 双侧归来温和灸，灸感扩散、渗透至下腹腔、腰部。
3. 双侧次髎温和灸，灸感扩散、渗透至腹腔。

（四）灸疗疗程

每天1次，灸至有便意，一般2～3天即可。

（五）验案举例

张某，男，8岁。2021年5月23日就诊。因素体脾虚，大便干结，初头硬，后便溏。在次髎、归来、天枢穴探及穴位热敏，遂选取天枢、次髎、归来双点温和灸，中脘、关元艾盒灸。灸次髎穴，扩热、渗热明显，向腹腔扩散，15分钟后热感消失，遂停灸。改归来穴施灸，施灸3分钟即感觉扩热、渗热明显，背后有热感，15分钟后灸感逐渐消失，患儿全身微微汗出。改天枢穴施灸，热向腹腔、腰部扩散、渗透，15分钟后灸感消失，遂停灸。治疗后出现便意。嘱忌辛辣。

（六）儿推治疗

补脾土，泻大肠，顺时针摩腹。

（七）儿罐治疗

脾俞、胃俞、大肠俞拔罐 10 ～ 15 秒，以皮肤出现红色、紫色、黑色为度。

（八）食疗

1. 沙参 10 克，麦冬 20 克，红糖适量，煮粥代食，适合阴虚便秘。
2. 陈皮 10 克，山药 20 克，红糖适量，煮粥代食，适合气虚便秘。

九、遗尿

遗尿是指 5 岁以上的小儿睡中小便自遗，醒后方觉的一种病证，多由素体虚弱，肾气不足，下元虚寒引起。遗尿初期小儿热敏灸治疗，效果非常好，及时施灸，1 周左右就可以治愈。

（一）临床表现

睡梦中小便自遗，醒后方觉。

（二）热敏穴位探查

对穴位热敏高发的中极、归来、次髎、会阴等穴区进行穴位热敏探查，标记热敏穴位。

（三）热敏灸操作

1. 中极温和灸，灸感扩散、渗透至下腹腔、腰部；中脘、关元配合艾盒灸，灸至热敏灸感消失，全身微微汗出。

2. 双侧归来温和灸，灸感扩散、渗透至下腹腔、腰部。

3. 双侧次髎温和灸，灸感扩散、渗透至腹腔。

4. 会阴温和灸，灸感扩散、渗透至下腹腔、腰部。

（四）灸疗疗程

每天 1 次，一般 1 周改善。

（五）验案举例

薛某，男，10 岁。2022 年 2 月 8 日就诊。患儿素体肾虚，每天尿床，家长很是苦恼。在次髎、归来、中极、会阴穴探及穴位热敏，遂选取次髎、归来双点温和灸，中极、会阴单点温和灸，加中脘、关元艾盒灸。灸次髎穴，扩热、渗热明显，向腹腔扩散，15 分钟后热感消失，遂停灸。改归来穴施灸，热向腹腔、腰部扩热、渗热明显，15 分钟后灸感逐渐消失，患儿全身微微汗出。改中极穴施灸，热向腹腔、会阴部扩散、渗透，15 分钟后灸感消失。改会阴施灸，热向会阴深处扩散、渗透，15 分钟灸感逐渐消失，遂停灸。

（六）儿推治疗

补肾经，揉肾顶，揉龟尾。

（七）食疗

1. 覆盆子 20 克，猪肉 50 克，清水，加葱、姜炖至猪肉烂熟，可补肝肾、健脾止遗，适用小儿肾虚遗尿。

2. 覆盆子 20 克，山药 50 克，莲子 50 克，洗净，加水，煮熟。适合小儿脾肾亏虚遗尿。

附　录

2015年我国儿童身高表

年龄（周岁）	男　孩		女　孩	
	矮小（cm）	均值（cm）	矮小（cm）	均值（cm）
3.0	89.7	96.8	88.6	95.6
3.5	93.4	100.6	92.4	99.4
4.0	96.7	104.1	95.8	103.1
4.5	100.0	107.7	99.2	106.7
5.0	103.3	111.3	102.3	110.2
5.5	106.4	114.7	105.4	113.5
6.0	109.1	117.7	108.1	116.6
6.5	111.7	120.7	110.6	119.4
7.0	114.6	124.0	113.3	122.5
7.5	117.4	127.1	116.0	125.6
8.0	119.9	130.0	118.5	128.5
8.5	122.3	132.7	121.0	131.3
9.0	124.6	135.4	123.3	134.1
9.5	126.7	137.9	125.7	137.0
10.0	128.7	140.2	128.3	140.1
10.5	130.7	142.6	131.1	143.3
11.0	132.9	145.3	134.2	146.6
11.5	135.3	148.4	137.2	149.7
12.0	138.1	151.9	140.2	152.4
12.5	141.1	155.6	142.9	154.6

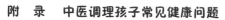

续表

年龄（周岁）	男　孩		女　孩	
	矮小（cm）	均值（cm）	矮小（cm）	均值（cm）
13.0	145.0	159.5	145.0	156.3
13.5	148.8	163.0	146.7	157.6
14.0	152.3	165.9	147.9	158.6
14.5	155.3	168.2	148.9	159.4
15.0	157.5	169.8	149.5	159.8
15.5	159.1	171.0	149.9	160.1
16.0	159.9	171.6	149.8	160.1
16.5	160.5	172.1	149.9	160.2
17.0	160.9	172.3	150.1	160.3
18.0	161.3	172.7	150.4	160.6